即戦力
心臓 CT 実践ガイド

監 修

児玉和久 大阪警察病院名誉院長,
尼崎中央病院顧問（心臓血管センター長）
栗林幸夫 慶應義塾大学医学部放射線科学教授
小室一成 大阪大学大学院医学系研究科循環器内科学教授

編 集

平山篤志 日本大学医学部内科学系循環器内科学分野教授
船橋伸禎 千葉大学医学部附属病院循環器内科
小松 誠 尼崎中央病院心臓血管センター医長

執筆者一覧

監　修

児玉和久	大阪警察病院名誉院長，尼崎中央病院顧問（心臓血管センター長）
栗林幸夫	慶應義塾大学医学部放射線科学教授
小室一成	大阪大学大学院医学系研究科循環器内科学教授

編　集

平山篤志	日本大学医学部内科学系循環器内科学分野教授
船橋伸禎	千葉大学医学部附属病院循環器内科
小松　誠	尼崎中央病院心臓血管センター医長

執　筆（五十音順）

井口信雄	榊原記念病院循環器内科副部長，放射線科部長
今井敦子	尼崎中央病院心臓血管センター
鎌田照哲	尼崎中央病院画像診断部門
城戸輝仁	愛媛大学大学院生体画像応用医学分野講師
小松　誠	尼崎中央病院心臓血管センター医長
清水義信	尼崎中央病院医療安全管理部門
陣崎雅弘	慶應義塾大学医学部放射線診断科准教授
藤沢康雄	大阪警察病院放射線技術科
船橋伸禎	千葉大学医学部附属病院循環器内科
宮地和明	尼崎中央病院画像診断部門

監修にあたって

児玉和久　大阪警察病院名誉院長，尼崎中央病院顧問（心臓血管センター長）

　　わずか3年ほどの間に，64列を中心にしたMDCTは驚異的な普及を遂げ，今や冠動脈疾患をはじめとした心臓疾患の診断，治療に欠くことのできない重要な手段であり，侵襲度の低い安全な方法として多くの患者さんの期待に応え得る存在となっています．しかし，その発展，普及があまりにも急激であったため，これまで出版された書籍の多くは先ず医家向けのものであり，難解で実用性に欠くきらいがありました．本書はこのような状況を発展的に解決すべく，CT室の現場や解析室など実践の中で臨機応変に活用していただくことを主眼に据えて企画いたしました．

　　この目的に沿うため，今回は監修者3名，編集者3名と計6名もの布陣で慎重に企画を練り上げました．特に器材の説明や原理などすでに他書に記載されているものは極力省き，実践を多く経験され技術的にも卓越した方々を厳選して執筆をお願いしました．こうした事情から執筆者には医師だけではなく，日夜現場で活躍されている放射線技師や管理部門の方を網羅し，過不足なきよう万全の配慮をしたつもりであります．なかでも特に重点配慮したのは，実績の豊富な施設で実際に活用されているプロトコール，撮影時のコツ，合併症への配慮をはじめ，読影の基本心得と難渋する症例，安全管理や精度管理，さらには初心者にとっての難解な用語に至るまで懇切丁寧に解説しました．

　　本書は心臓CTに取り組み始めて間もない施設やこれから取り組もうとする施設のスタッフにとって，まさに最適な解説書であると確信しています．大いに活用されんことを期待します．

　　2011年3月

目次

1 心臓 CT 画像における冠動脈の解剖 　　1
A. 冠動脈の解剖　1
B. CT 画像での冠動脈のセグメント分類の把握　3

2 冠動脈狭窄，プラーク診断に必要な画像の種類とその解釈 　　8
A. MDCT における各種画像表示法の比較　8
B. 冠動脈狭窄　10
C. プラーク診断　10

3 前処置，撮影，再構成，解析の流れ 　　13
A. 検査前の注意事項　13
B. 検査時の投薬と指示　14
C. 単純 CT　16
D. 造影 CT の撮影　16
E. 再構成法　20
F. 解析の手順　22

4 撮影プロトコール□■この機種で撮影する 　　27
① 64 列 CT　27
② Philips 社 Brilliance iCT　32
③ 320 列 CT（Aquilion one）　39
④ Definition Flash　50
⑤ HDCT（Discovery CT 750HD）57

5 疾患別画像の解釈　62

① 冠動脈狭窄，閉塞例，ステント　62
② CT でみる急性冠症候群のプラーク，他モダリティとの比較　70
③ MDCT による CABG 術後の診断　75
④ 先天性冠動脈奇形，冠動脈 myocardial bridge，冠動脈瘤，大動脈炎症候群，心筋疾患　84

6 被ばく量の意味と減少させる工夫　102

A. 放射線被ばくの基礎知識　102
B. 心臓 CT における被ばく低減　108
C. 被ばく低減の補助手段としての β 遮断薬　111

7 画質が悪い際の対応と画質向上のための工夫　113

A. 息止め不良症例　113
B. 高心拍症例・心拍不安定症例　114
C. 不整脈症例でより良好な画質を目指す　117
D. 心電図同期単純撮影　121

8 医療安全の面からみた心臓 CT　123

A. 造影剤副作用発現時の処置について　123
B. 血管外漏出時における処置　128
C. ビグアナイド系糖尿病薬服用患者への注意　128
D. β 遮断薬との併用について　128
E. ペースメーカー使用患者への注意　129
F. 造影剤使用・被ばく線量について　129
G. 医療機器安全管理—CT　130

心臓 CT 用語集　134

索　引　139

■**おことわり**
本書記載の薬剤・製品名は一般に各開発メーカーの商標または登録商標です．
本文中では，"TM"ないし"®"のマーク表示を省略いたします．

心臓CT画像における冠動脈の解剖

小松 誠　尼崎中央病院心臓血管センター

A 冠動脈の解剖

　　正常冠動脈は右冠動脈と左冠動脈があり（図1-1），右冠動脈は右バルサルバ洞から起始し，右房室間溝に沿って走行する。左冠動脈は左バルサルバ洞から起始し，主幹部を経て，前下行枝と回旋枝に分かれる。前下行枝は前室間溝に沿い，回旋枝は左房室間溝に沿う。

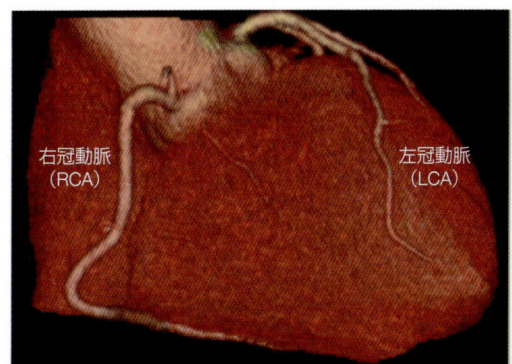
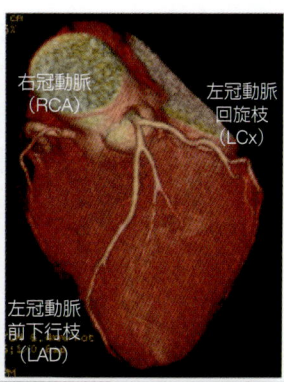
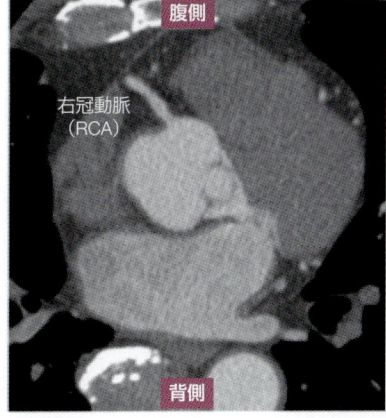
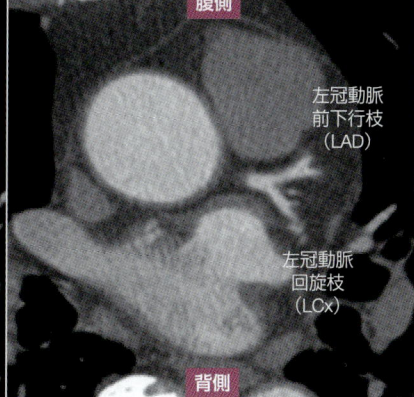

図1-1

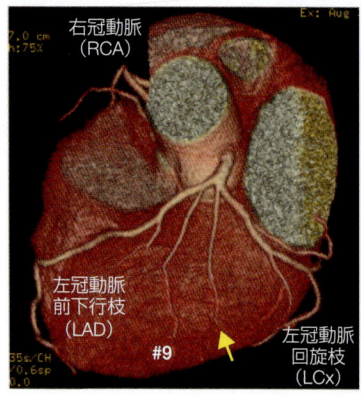
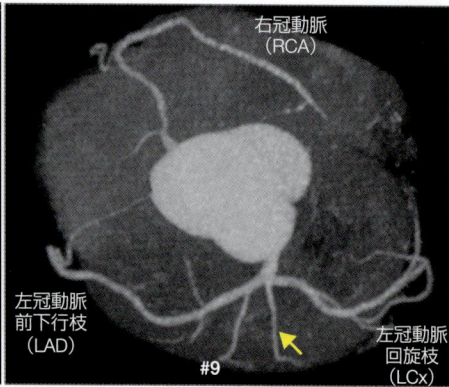

図 1-2

冠動脈のバリエーションはかなり大きく，右優位型は 60〜85%，左優位型は 7〜20% といわれている。たとえば，左優位では右冠動脈の #3 が認められない場合もあり，右優位では #11 のみの場合もある。15% で左主幹部が欠損し，バルサルバ洞から前下行枝と回旋枝がそれぞれ起始するといわれている。前下行枝と回旋枝の間に枝がある場合は ramus intermedius といわれ，30% の症例にみられる（図 1-2）。1〜2% に冠動脈起始異常を認める。図 1-3 は左バルサルバ洞より起始する右冠動脈の例である。心臓カテーテル検査予定の場合，カテーテル選択のために起始異常の情報は重要となる。

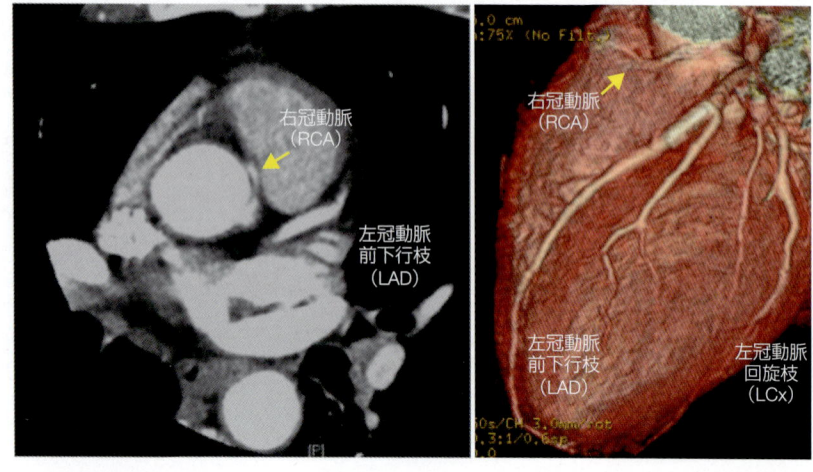

図 1-3

B CT画像での冠動脈のセグメント分類の把握

冠動脈のセグメント分類は，1975年に定義されたもの（AHA分類[1]）と，これをもとに2009年にSCCT（The Society of Cardiovascular Computed Tomography）により出された心臓CT読影のガイドライン[2]があり，わずかに番号に違いがみられる（図1-4，表1-1）．

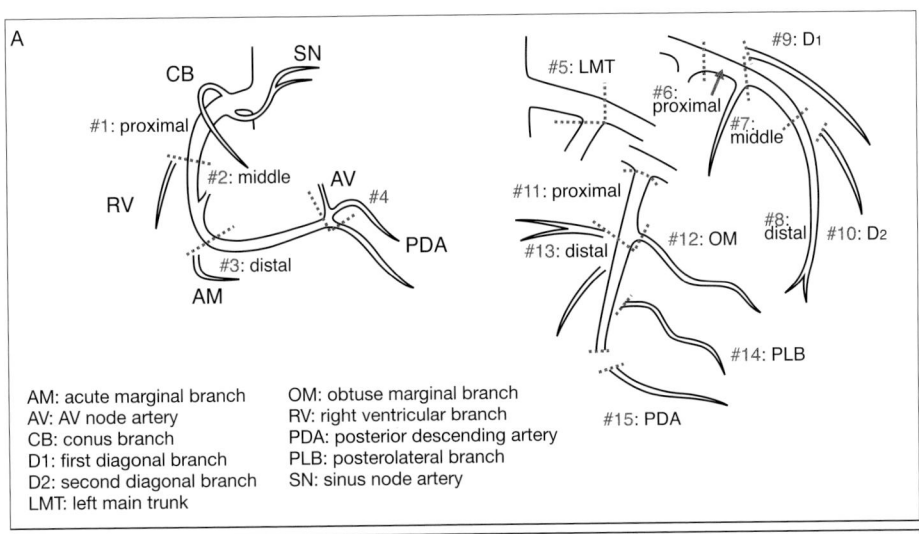

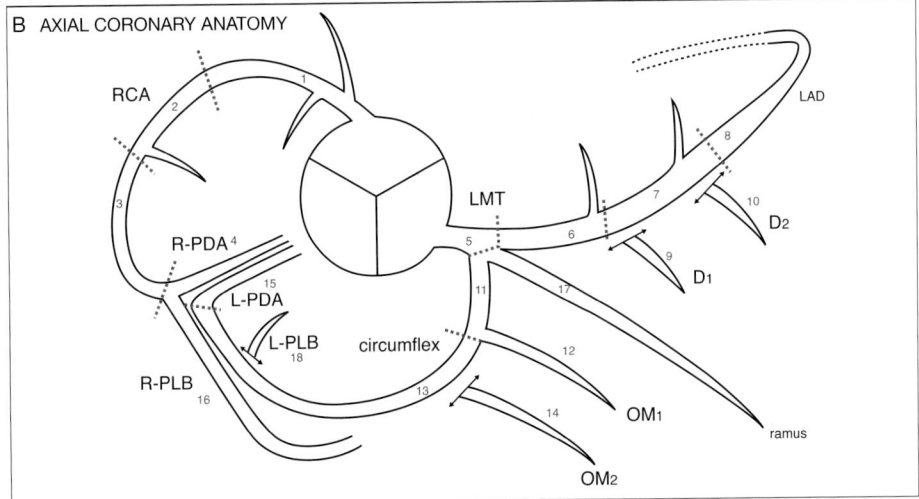

図1-4

1 心臓CT画像における冠動脈の解剖

表1-1

seg	英語名，略語	定 義	SCCT seg	SCCT 略語
1	proximal right coronary	右冠動脈起始部より鋭縁部（鋭縁枝があればその分岐部）までを2等分し，近位部を#1．通常は右室枝まで	1	pRCA
2	mid right coronary	右冠動脈起始部より鋭縁部までを2等分した遠位部。通常は，RV起始部からAM起始部まで	2	mRCA
3	distal right coronary	鋭縁部から後下行枝と後側壁枝の分岐まで	3	dRCA
4	—	後下行枝と後側壁の分岐から末梢	—	
	posterior descending artery（4PD, PD, PDA）	後下行枝	4	R-PDA
	right posterolateral branch（4PL, 4AV, 4LV, PLB, PLV）	後側壁枝，房室結節枝のあるもの	16	R-PLB
5	left main coronary artery（LMT）	左冠動脈入口部から左前下行枝と左回旋枝の分岐部まで	5	LM
6	proximal left anterior descending	左主幹部から前下行枝の第1中隔枝（first major septal branch）分岐部まで	6	pLAD
7	mid left anterior descending	第1中隔枝分岐部から第2対角枝（second diagonal branch：D2）分岐部まで。D2分岐部が判然としない時は，第1中隔枝分岐部から先端までを2等分した近位部	7	mLAD
8	distal left anterior descending	第2対角枝から先端まで	8	
9	first diagonal branch（D1）	第1対角枝	9	D1
10	second diagonal branch（D2）	第2対角枝	10	D2
11	proximal left circumflex	左回旋枝入口部から鈍縁部分岐部まで	11	pCx
12	first (obtuse) marginal	左回旋枝から分岐する最初の大きな枝である鈍縁枝	12	OM1
13	mid left circumflex	鈍縁枝を分岐した後房室間溝を走行する部分	13	LCx
14	second (obtuse) marginal	後側壁枝	14	OM2
15	distal left circumflex	後下行枝	15	L-PDA
16	ramus intermedius（intermediate branch：IMB）	中間枝：3分枝の場合は左主幹部から起始する左前下行枝と左回旋枝の間の血管	17	RI
		左回旋枝から後側壁枝にかけて	18	L-PLB

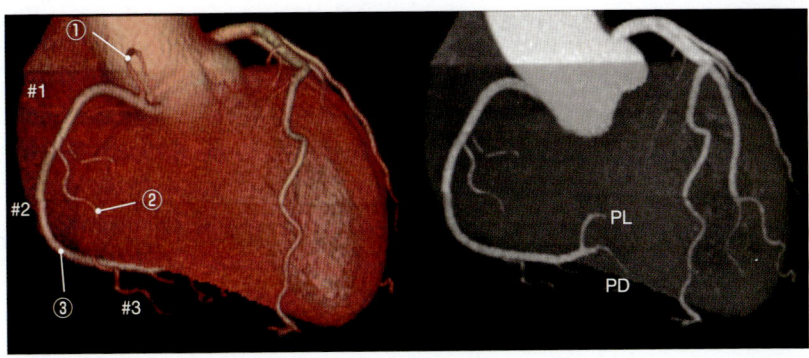

図 1-5

①conus branch, ②右室枝 (right ventricular branch：RV),
③鈍縁枝 (acute marginal branch：AM)

　Axial 画像，Volume rendering 画像など，すべての画像の種類で，冠動脈の位置関係，解剖を理解する必要がある。Volume rendering 画像や angiographic View は侵襲的冠動脈造影（CAG）と共通するので立体構築を理解しやすい。一般に，これらの画像は axial 画像から血管の情報だけを取り出すという性質上，冠動脈の狭窄度は判定できない。図 1-5 に右冠動脈，図 1-6 に左冠動脈のセグメントを示した。表 1-1 の定義を参照しながら比較してもらいたい。

　Axial 画像を用いて撮影直後に狭窄の有無を迅速に判定できるので，ぜひ習熟されたい。図 1-5〜図 1-7 は同じ症例なので比較されたい。

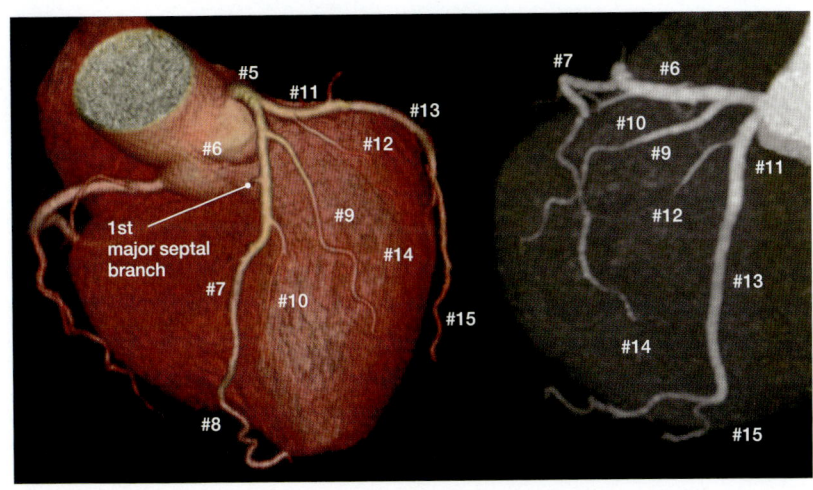

図 1-6

1 心臓CT画像における冠動脈の解剖

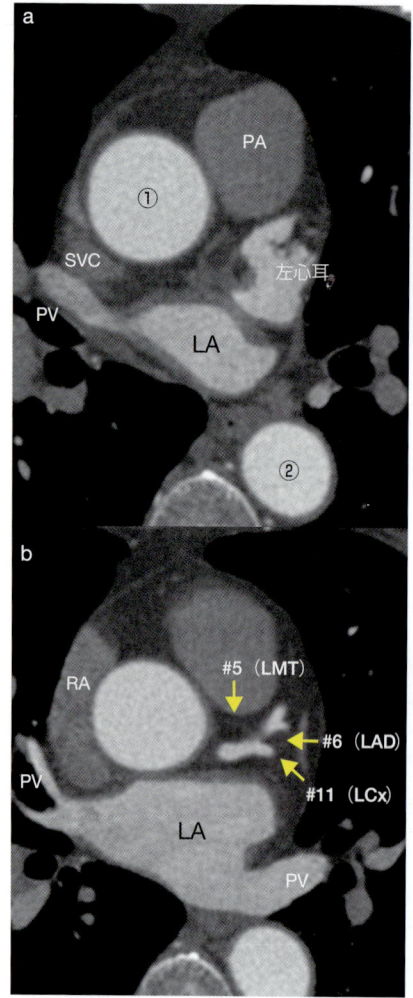

図 1-7ab（①②：右頁凡例参照）

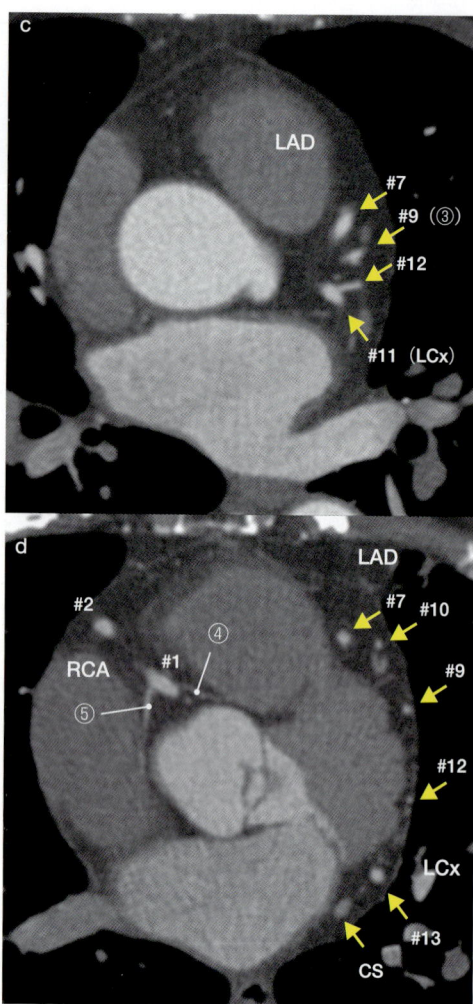

図 1-7cd（③④⑤：右頁凡例参照）

■参考文献

1) Austen WG, Edwards JE, Frye RL, et al: A reporting system on patients evaluated for coronary artery disease. Report of the Ad Hoc Committee for Grading of Coronary Artery Disease, Council on Cardiovascular Surgery, American Heart Association. Circulation 1975;51:5-40
2) Raff GL, Abidov A, Achenbach S, et al: SCCT guidelines for the interpretation and reporting of coronary computed tomographic angiography. Journal of Cardiovascular Computed Tomography 2009;3:122-136

1 心臓CT画像における冠動脈の解剖

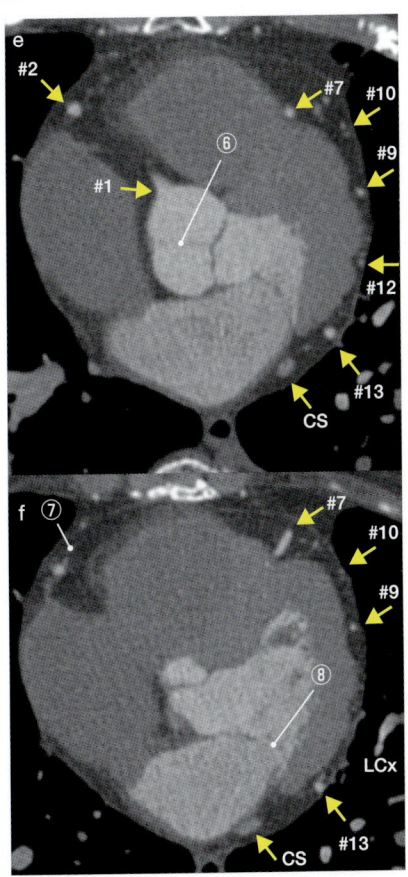

図1-7ef（⑥⑦⑧：下記凡例参照）

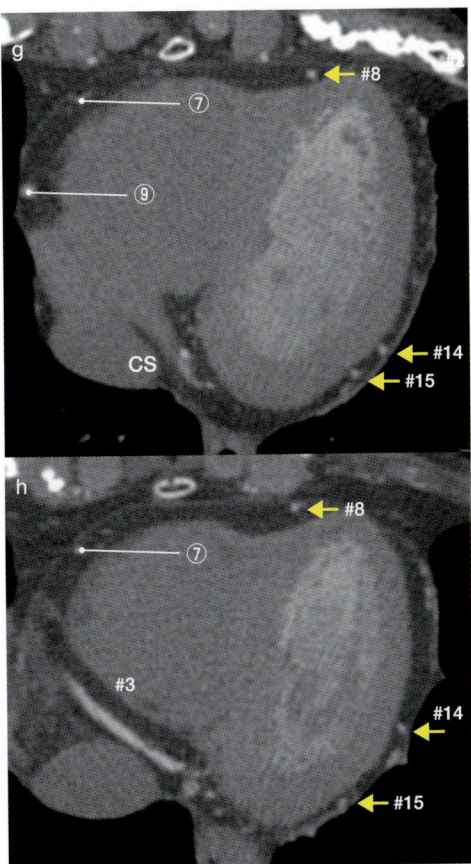

図1-7gh（⑦⑨：下記凡例参照）

図1-7 凡例
①ascending aorta
②descending aorta
③第一対角枝
④conus branch
⑤sinoatrial node branch
⑥大動脈弁（aortic valve）
⑦右室枝（right ventricular branch：RV）
⑧僧帽弁（mitral valve）
⑨鈍縁枝（acute marginal branch：AM）

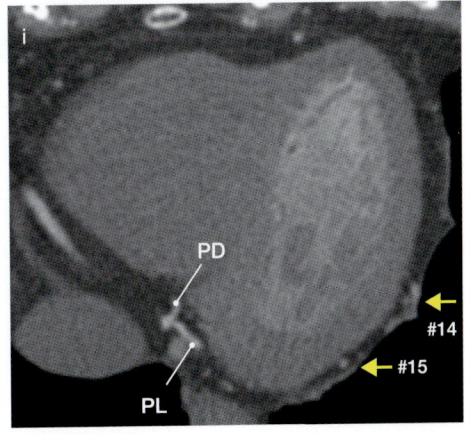

図1-7i

2

冠動脈狭窄，プラーク診断に必要な画像の種類とその解釈

今井敦子　尼崎中央病院心臓血管センター

A MDCTにおける各種画像表示法の比較

1. 二次元水平画像（axial画像）（図2-1）

　　MDCT撮影時に得られる基本データであり，この画像をもとに以下に示す各種画像に再構成を行う。撮影とほぼ同時に得られ，再構成時に生じるひずみや誤差がない点で優れる。病変を詳細に把握したい場合には，どの画像で評価を行っていたとしても，必ず一種類の画像で評価を終えずにaxial画像でも病変の再確認を行うことが重要である。通常の読影時からこの作業を行っておけば，緊急時にこの二次元画像から頭の中で三次元再構成を行うことが容易となる。

2. 多断面再構成法（MPR），カーブ断面再構成法（curved MPR）（図2-2）

　　多断面再構成法（MPR）は取得したボリュームデータからあらゆる角度の平面像を表示することができる。カーブ断面再構成法（curved MPR）は蛇行

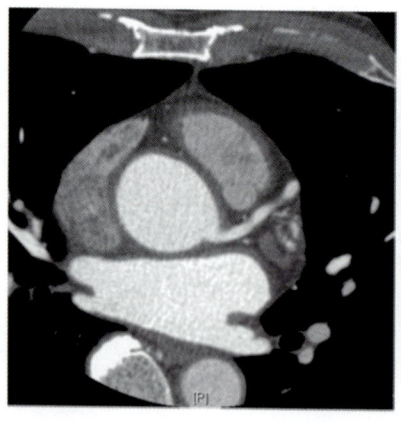

図2-1　Axial画像

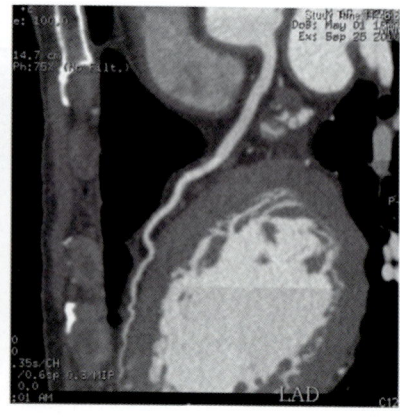

図2-2　curved MPR画像

する血管全体の走行を一枚の画像で捉えられるという点で優れる一方，画像作製時に血管の中心を正確に捉えられなければ病変と紛らわしいアーチファクトが発生する危険性があることに注意が必要である（**5．疾患別画像の解釈—①：冠動脈狭窄，閉塞例，ステント**参照）。

3．最大値投影法（MIP）（図 2-3），angiographic view（図 2-4）

　　最大値投影法（MIP）は一般に血管内腔および血管壁を含むように選択した厚みを選択し，各ピクセルはスラブという単位内の最大ピクセル値で表示される。冠動脈評価においては最初に選択される厚みとしては 5mm が一般的である。血管走行をまとまった長さで把握でき，画像ノイズが低減されるという利点があるが，スラブ内の情報はあくまでも最大値の投影であるため，病変の情報は消失する。

　　angiographic view は MIP 画像から心内腔および大血管を除去すると作製でき，冠動脈造影像に類似した画像となる。

4．ボリュームレンダリング法（VR）（図 2-5）

　　空間的な心血管系の位置関係が認識しやすいため患者説明用に多用される。冠動脈バイパスグラフトの位置関係の把握や先天性心疾患や奇形の診断に有用である。ただし冠動脈狭窄の評価には有用ではないことに注意が必要である。

　　参考までに，SCCT ガイドラインで推奨される画像表示法（表 2-1）を示す。

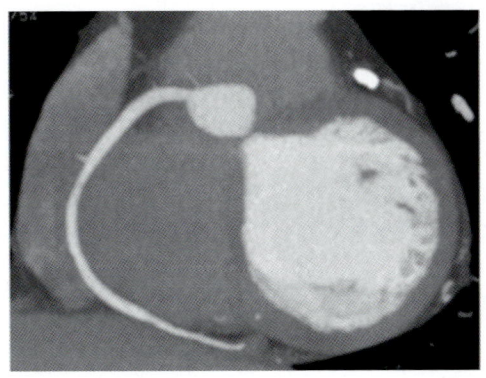

図 2-3　MIP 画像

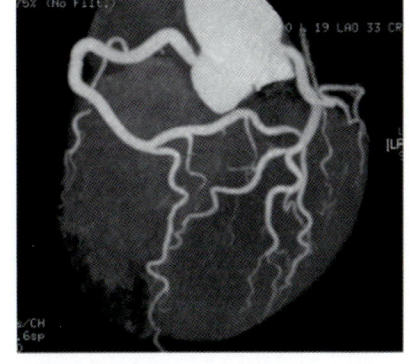

図 2-4　Angiographic view

2. 冠動脈狭窄，プラーク診断に必要な画像の種類とその解釈

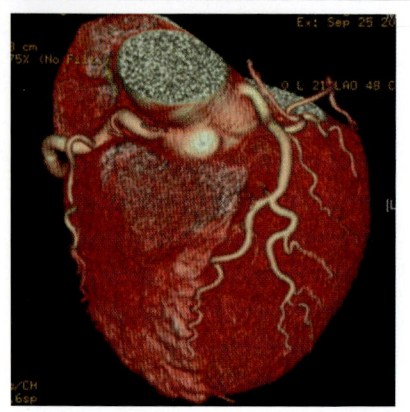

図2-5　VR画像

表2-1　ガイドラインで推奨される画像処理

水平断像	推奨
MPR	推奨
MIP	推奨
curved MPR	任意
VRT	推奨せず

　axial 画像，MPR 画像，MIP 画像は推奨，curved MPR 画像は任意，VR 画像は推奨せず，とある。curved MPR や VR は患者説明用に多用されるが，病変評価のために使用する画像表示法と患者説明用に作製する画像には乖離がある点を強調しておく。

B 冠動脈狭窄

　冠動脈狭窄，閉塞の各論については「5. 疾患別画像の解釈―①：冠動脈狭窄，閉塞例，ステント」に譲るが，VR 画像では狭窄度の評価を行わないことおよび上述した curved MPR 画像での狭窄度の評価時の注意点を再度強調しておく。

C プラーク診断

　プラークの CT 値を測定しプラーク性状を判定する。CT 値とは水の X 線減弱係数を基準として組織間の X 線減弱の差を数値でわかりやすく表示したものである。
　各プラークの CT 値の目安を示すが（表2-2），CT 値は造影条件によって変化するため，あくまでも相対的な値である。CT 値の主な測定法を示す。

2. 冠動脈狭窄，プラーク診断に必要な画像の種類とその解釈

表2-2 各プラークのCT値

	非石灰化プラーク		石灰化プラーク	
	Soft/lipid-rich	Intermediate/fibrous	Fibrocalcific	calcified
Schroeder, 2001	14±26	91±21	—	126±736
Schroeder, 2004	42±22	70±21	—	715±328
Rasouli, 2006	23±71	108±79	299±112	404±264

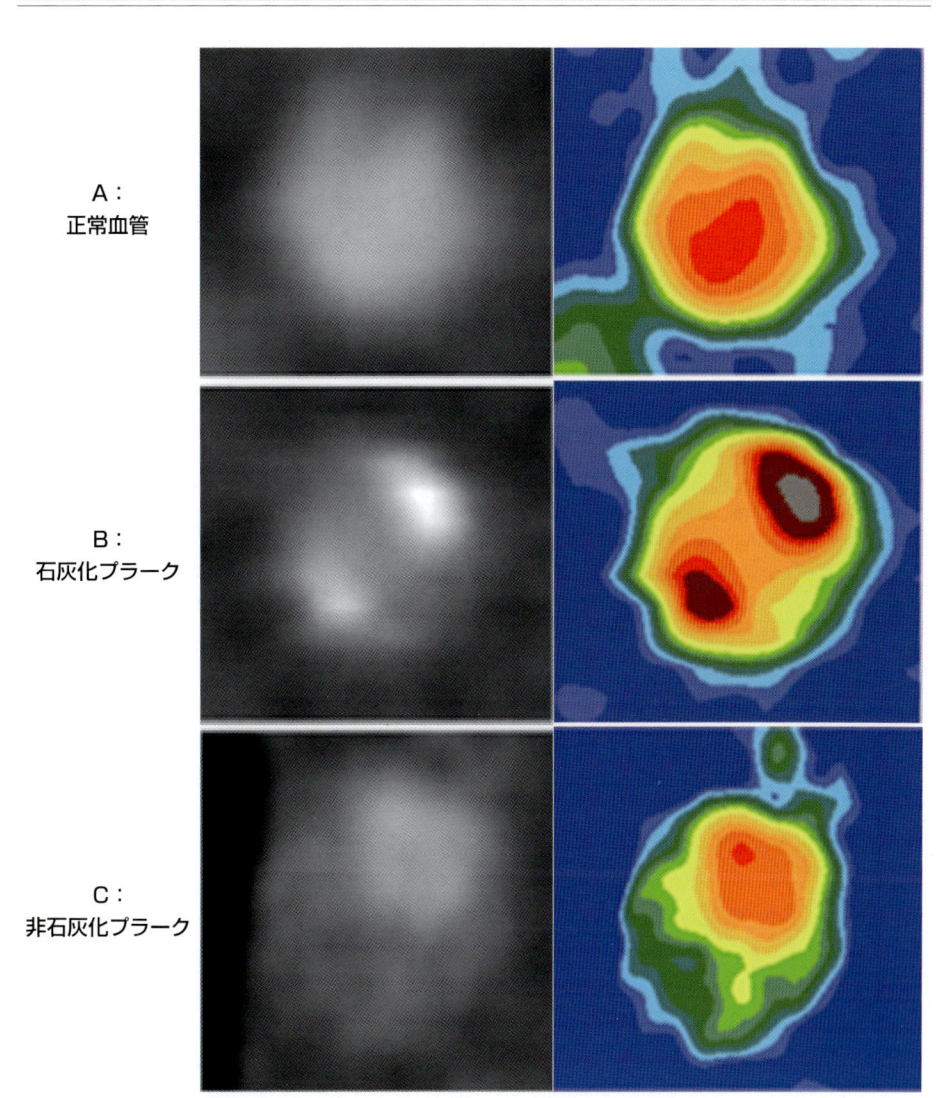

図2-6 プラーク画像

A：正常血管
B：石灰化プラーク
C：非石灰化プラーク

1．ROIを用いた測定法

　　ROI：Region of Interest（関心領域）の略語。CT値の平均値，最高値，最低値，標準偏差（SD：CT値のばらつきのこと）を測定するために指定する領域のことである。簡便であり頻用されているプラークのCT値測定法であるが，全体を鳥瞰できないので見落とす危険性がある。

2．カラー解析

　　CT値に基づいてCT短軸画像をカラー表示する方法である。PlaqueMap[1,2]をはじめとしたプラークの各種カラー解析があり，ワークステーションに搭載されていることが多い。正常血管および石灰化，非石灰化プラークの白黒画像およびカラー表示画像を示す（図2-6）。カラー表示を用いることで，より視覚的なプラーク性状の評価が可能である。
　　一方，プラークの辺縁の正確な同定が現在のCTの分解能では困難であるため，プラーク体積の計測等といった定量化はまだ一般的ではない。

■参考文献

1) Komatsu S, et al: Detection of coronary plaque by computed tomography with a novel plaque analysis system, 'Plaque Map', and comparison with intravascular ultrasound and angioscopy. Circ J 2005;69(1):72-77
2) 小松誠：冠動脈プラークはどのように判定するのですか？　Q&Aでやさしく学ぶ心臓CT．児玉和久ら（監修）．メジカルビュー社．2009, p115-117

前処置,撮影,再構成,解析の流れ

陣崎雅弘　慶應義塾大学医学部放射線診断科

　心臓CT検査を実施するにあたっては,前処置を行い,単純CTを撮影し,造影剤投与後本スキャンを行う。検査終了後,再構成と画像解析を行うことになる。以下にこれらの項目について述べる。

A 検査前の注意事項

　検査にあたり,患者のインフォームドコンセントをとる必要がある。その際に以下の項目が注意点になる。

1. 検査前の3～4時間は絶食とするが,検査時まで水や透明水は飲んでもよい。
2. 検査前12時間はカフェイン製品を摂らない(心筋に対する興奮作用があり,心拍数を増す効果があるため)。
3. 検査の当日は,通常服用している薬剤をすべて,特に血圧の薬剤は服用する。
4. 造影剤アレルギーや喘息の有無を問診し,ヨードアレルギーの安全性確認を行う。
5. 腎機能低下がある場合,ビグアナイド系糖尿病薬の使用は造影剤投与後少なくとも48時間は中止する。
6. 一部の植え込み型心臓ペースメーカーおよび除細動装置において,X線照射でオーバーセンシングを起こすことがあるので,できれば照射野からはずすことが好ましい。
7. 年齢と既往に基づき,腎障害の可能性が高いと考えられる患者では推算糸球体濾過量(eGFR)を算出する[1,2]。造影剤腎症の発生率は,腎機能障害(eGFR＜60mL/min/1.73m^2),および心筋症(左心室駆出率＜40%),真性糖尿病などにおいて上昇する。

B 検査時の投薬と指示

1. β遮断薬

　　心臓 CT は低心拍の方が画質良好になる確率が高いので，一時的に心拍数を低下させるため検査前に β 遮断薬が使用されることが多い[3]。また，Step and Shoot のような被ばく低減撮影も高心拍には対応できないため，被ばく低減のためにも β 遮断薬が使用されることが多い。

　　筆者らの施設では患者に検査 1 時間前に来院してもらい，血圧を確認した後，心拍数 75bpm までは錠剤 β 遮断薬（セロケン）を 20mg，それ以上の心拍では 40mg を服用してもらっている。β 遮断薬 1mg/kg 投与すると，心拍数は平均 22.2%低減し，心拍低下までの時間は 80bpm 未満で 60 分，80〜89bpm で 75 分，90bpm 以上で 90 分とされている[4]。また，錠剤ではなく静注用 β 遮断薬（インデラル）を 0.02mg/kg/min の投与量で開始し，55bpm 以下になるまで増量していく方法で試みている施設もある[5]。

　　β 遮断薬を使用することの欠点は，血圧降下作用があり得ること，錠剤では 1〜2 時間前に服用させる必要があるため患者の検査に関わる時間が長くなることである。また，造影剤ショックが起こった場合に蘇生が難しくなることがいわれている。ちなみに，その場合にはグルカゴンが有効といわれている。

　　β 遮断薬の注意点と禁忌を表 3-1 に示す。

表 3-1　β遮断薬の禁忌・慎重投与

■禁忌：	■慎重投与：
・高度の徐脈（洞性徐脈） ・房室ブロック（Ⅱ，Ⅲ度），洞房ブロック ・洞不全症候群 ・心原性ショック ・うっ血性心不全 ・肺高血圧に伴う右心不全 ・気管支喘息 ・糖尿病性ケトアシドーシス，代謝性アシドーシス ・間欠性跛行	・気管支喘息の既往 ・コントロール不十分な糖尿病 ・潜在性心不全 ・安静時狭心症 ・高度末梢血管障害 ・重篤な肝機能障害，腎機能障害 ・高齢者，妊婦，授乳婦

3．前処置，撮影，再構成，解析の流れ

表 3-2　硝酸塩の禁忌

1) **重篤な低血圧または心原性ショックの患者**：
   血管拡張作用により，さらに血圧が低下し，症状が悪化するおそれがある．
2) **頭部外傷または脳出血の患者**：
   頭蓋内圧を上昇させるおそれがある．
3) **高度な貧血の患者**：
   血圧低下により貧血症状（めまい，立ちくらみ等）が悪化するおそれがある．
4) **硝酸・亜硝酸エステル系薬剤に対し過敏症の既往歴のある患者**
5) **ホスフォジエステラーゼ 5 阻害作用を有する薬剤（シルデナフィルクエン酸塩，バルデナフィル塩酸塩水和物，タダラフィル）を投与中の患者**：
   併用により降圧作用が増強され，過度に血圧を低下させることがある．

2．硝酸塩

　　冠動脈を拡張させ画質を向上させるため，造影 CT 検査前に硝酸塩（ニトログリセリン：ミオコールスプレー）を投与する．硝酸塩を投与すると冠動脈が拡張して画像処理が行いやすくなるので，使用が好ましい[6]．

　　筆者らの施設では，舌下にミオコールスプレーを 1 回噴霧（0.3mg）している．2 分で血中濃度が上昇し，4 分でピークに達する．使用するタイミングは過去の報告を参考にして造影開始 5 分前にしているが[6]，心拍数の上昇が 4 分以降に起きるため造影開始 3 分前に投与するのが望ましいとの報告もある[7]．半減期は 8 分程度である．血圧低下作用があるため，収縮期血圧が 100mmHg 以下の場合には投与を控える．稀に，頭痛の副作用もあるといわれている．硝酸塩の禁忌を表 3-2 に示した．

3．息止めの練習

　　よい画質を得るためには，心拍数が安定しているだけではなく，患者の息止めがきちんと行われていることが不可欠である．実際のスキャンを開始する前に，息止めの練習を行い，その重要性を理解してもらう必要がある．息止めを開始して，心拍数は低下し 4～5 秒後に安定することが多い．このような心拍変動のパターンを把握することにより，撮影開始の何秒前に息止めを行えばよいかの目安にすることができる．呼吸停止が明らかに不十分な場合は，スキャンを施行すべきではない．

C 単純CT

　心臓全体の単純CTを撮像し，造影スキャンの撮像範囲（冠動脈起始部の2cm程度上方から横隔膜まで）を決める。単純CTによって冠動脈の石灰化定量解析（カルシウムスコア）を行い，冠動脈硬化のリスクの予測に役立てることもできる。また，単純CTがあれば造影CTでの造影効果を計測することができる。

　撮影は，ヘリカルスキャン，アキシャルスキャンのどちらで行ってもよいが，カルシウムスコアのためにはアキシャルスキャンが望ましい。アキシャルスキャンの場合，拡張中期（心拍数65bpm以下）もしくは収縮末期（心拍数65bpm以上）に合わせCineモード（2cm厚）を用い，撮影FOV 35cm，120kVp，200〜300mAで撮影する。被ばく線量は1〜1.7mSv程度である。320列でも1回転（16cm厚）で撮影し，カルシウムスコア計測が可能である。

　再構成はFOV 25cmスライス厚2.5〜3.0mmで行う。320列では0.5mmスライス厚の再構成を推奨する報告もある[8]。FOV 35cmの像も再構成すれば両肺野の読影も可能になるので，カルシウムスコア計測用の再構成FOV 25cmの像と肺野評価用の再構成FOV 35cmの像を作成するとよい。

　カルシウムスコアを目的としないのであれば，肺尖から横隔膜までを非心電図同期のヘリカルスキャンで管電流制御装置を使用して撮影し，造影スキャン用に心臓の位置を確認することと，肺野の病変の有無をチェックするのもひとつの選択である。ただし，低線量ヘリカルスキャンで計測したカルシウムスコアでも，prospectiveな心電図同期をかけたカルシウムスコアとよく相関するという報告はある[9]。

　造影スキャンの範囲は，スカウト像で気管分岐部を同定し，その高さから横隔膜底部までとして決めることもできる。したがって，冠動脈の石灰化定量解析を行う予定がない場合には，単純CTは必須ではない。

D 造影CTの撮影

1. 撮影条件の決定

　心臓CTは心電図同期で撮影されるが，その同期法にはretrospective gatingとprospective gatingの2つがある。

　retrospective gating法は，すべての心位相に対して連続的にヘリカルスキャンを行い，後から任意の心位相で画像を再構成する方法である。種々の時

3. 前処置，撮影，再構成，解析の流れ

表 3-3　Body mass index（BMI）に応じた管電流の設定

BMI	mA
<20	400mA
20.0〜22.5	450mA
22.5〜25.0	500mA
25.0〜27.5	550mA
>27.5	600mA

相での再構成データが得られるため，不整脈にもある程度対応でき，心機能などを解析することも可能である。

prospective gating は，ターゲットとなる心時相のみに照射する方法で，被ばく量を減少させることができる。しかし，通常は拡張中期がターゲットとされ，ターゲットと異なる時相のデータを得ることはできない。最大ビーム幅と同等の厚みのアキシャルスキャンで施行する方法（Step and Shoot）と，高ピッチのヘリカルスキャンで施行する方法（Flash Helical）がある。

撮影条件は，電圧は 120kV，スライス厚は最小のもの（0.5mm or 0.625mm）を用いる。患者ごとに，心拍数に応じてガントリー回転速度とピッチを，体格に応じて管電流（mA）を決めていくことになる。標準的な retrospective gating 法の 64 列 CT での撮影パラメータは，回転速度 0.27〜0.35 秒，ヘリカルピッチ 0.18〜0.24，管電流 400〜600mA を用いる。体格ごとの mA の基準の 1 例を表 3-3 に示した。小児や体格の小さい人では，被ばく低減のために 100kVp を用いることもできる。低電圧を使用すると，同じ管電流であればノイズの多い画像になるが，造影剤の CT 値は上昇するのでコントラストの良い画像になる。

2. 被ばく低減技術の活用

通常の retrospective gating 法の場合（図 3-1a）は，64 スライス CT にて男性で 13〜15mSv，女性で 18〜21mSv 程度と報告されている[10]。冠動脈造影が 3〜6mSv，心筋シンチは ^{201}Tl で 18mSv 程度（111MBq 投与），^{99m}Tc で 6〜9mSv 程度（740〜1110MBq）と報告されているので，これらの他の検査より多い傾向にある。これに対し，拡張期には通常の線量を照射し，それ以外の心位相での線量を低くする（最小で拡張期の 20%程度）ECG mA modulation とい

a）retrospective gating 法

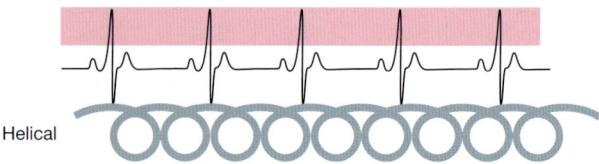

b）ECG mA modulation 法

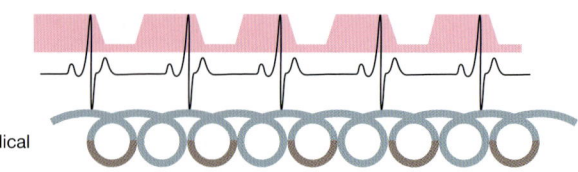

c）Step and Shoot 法

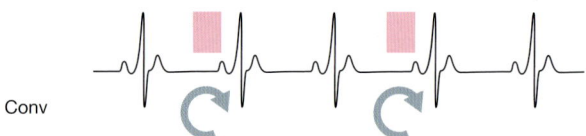

図 3-1　被ばく低減の撮影法
通常の撮影法（retrospective gating 法）では X 線を照射し続けるのに対し，ECG mA modulation 法では収縮期の照射線量は減らし，Step and Shoot 法では標的とする位相のみに照射を行う．

う方法（図 3-1b）を用いると，大体 10〜14mSv 以下になる[10,11]。さらに，収縮期には照射せず拡張中期のみに照射する方法（Prospective gating 法）（図 3-1c）を用いると平均 4mSv 程度での撮影が可能で，冠動脈造影と変わらない被ばく線量になってきている[12,13]。これをアキシャルスキャンで行う手法を Step and Shoot 法，ヘリカルスキャンで行う手法を Flash Helical 法と呼ぶ。被ばく低減効果は ECG mA modulation で 30〜50%，prospective gating 法で 80% 程度である。

　また，線量は管電圧の 2 乗に比例して低下するため管電圧を下げる方法も有効で，120kV ではなく 100kV を用いると 30% 程度の低減効果がある。BMI＜25 の非肥満患者に prospective gating 法と 100kV を同期させることにより著明に線量を下げた報告がなされている[14]。

3. 撮像開始のタイミング

撮像開始のタイミングを決定するには以下の2つの方法がある。このどちらの方法を用いるかは各施設の判断になる。bolus tracking法の利点は手軽なことであり，テスト造影法はタイミングをはずすことはないので確実性が高い。

a) テスト造影法

10mL程度の造影剤を注入し，低い線量（10～30mA）で一定の横断面を連続的に撮像し，造影剤が上行大動脈に到達する時間を実測する方法である。通常，少量の造影剤のピークの値を到達時間とみなしている。ただし，これで計測されるのは造影剤の上行大動脈への到達時間であり，本スキャンで冠動脈の濃度が十分高くなるのはそれよりさらに遅れる。したがって当院では，冠動脈評価の場合は上行大動脈到達時間に2秒加えた時間を撮像開始時間としている。心臓バイパス術後では上行大動脈到達時間に5秒加えた時間を撮像開始時間とし，それに伴い造影剤量も若干増やしている。これは，複数の冠動脈をバイパスで連続して吻合している場合に末梢のバイパス内の造影剤のfillingが遅くなることがあるので，開始のタイミングを少し遅らせる意味がある。よい画質の像を得るには，撮像時の心拍数ができるだけ安定していることが望ましい。心拍変化は，息止め開始直後に心拍数が下がりその後漸増するパターンをとることが多い。テスト注入法を用いて撮像開始を決定した場合は，撮像開始5秒前に息止めを開始させている。

b) Bolus tracking法

横断像で大動脈に関心領域を設定し，造影剤を注入しながら同一断面を連続的にスキャンし，CT値の上昇変化をモニタリングしながら造影剤濃度が閾値に到達したら撮像を開始する方法である。閾値に達したことを認識してから撮像を開始するまでの最短時間は，現状では3～5秒である。

4. 造影剤投与法

造影剤の注入速度，投与量，投与時間などを規定する。造影剤注入速度を高くするほど，大動脈濃度曲線の立ち上がりもピークも比例して大きくなる。また，高濃度造影剤を用いた方が，同じ注入速度であればピークが高くなる。これは，単位時間あたりのヨード投与量と動脈濃度が直線関係にあるからである。造影剤の総投与量は，撮像時間×造影剤注入速度が大まかな目

安となる。64 スライス CT では，注入速度を体重×0.07mL/kg/sec で 10 秒注入すれば比較的少ない造影剤量で検査を実施できる[15,16]。ただし，この程度の造影剤量では右室は造影されない。このため，肺動脈や大動脈も同時に評価することを目的とする場合（triple-rule out）には，第 1 相では 70mL，第 2 相で希釈造影剤 50mL（造影剤 25mL と生食 25mL の混和）を投与するような 2 相注入が行われ[17]，より多くの造影剤が必要となる。

また，心臓バイパス術後のように 10 秒程度の撮像時間になる症例では撮影時間が長くなるため，15 秒間の注入を行っている。

5. 生食注入

造影剤注入に引き続き，生理食塩液を注入することは有用性が高い。これは，鎖骨下静脈，上大静脈，右心系に停滞した造影剤を後押しする。これにより，静脈内に停滞した 10〜15cc の造影剤を有効活用できることになり，造影剤の減量につながる[18]。また，上大静脈内の造影剤によるアーチファクトも抑制できる[17]。生理食塩液の量は 15cc 程度が妥当と思われる。

この際，静脈確保は患者の左腕ではなく右腕で行うのがよい。左よりも右の方が右心房までの距離が短いので，生理食塩液の後押し効果が有効に作用する。

E 再構成法

適切な心位相の設定の仕方は，心周期の R-R 間隔の何パーセントのところで再構成するかを決める相対法と，R 波から決まった時間だけ離れた時間で再構成を行う絶対法がある。さらに絶対法には，R 波より前向きに再構成時間を決める方法（絶対遅延法）と，R 波から後ろ向きに delay time を決める方法（絶対後戻り法）がある（図 3-2）。

1. 相対遅延法

相対値再構成法は，すべての RR 間隔を相対値で指定することにより，再構成心位相を決定する方法である。心拍動のすべての動作は，RR 間隔に相関するといわれている。そのため再構成する心位相を相対的に決定することにより，多少の心拍変動の影響を包括した再構成が可能となる。心拍が安定している患者に対しては優れた位相設定方法であり，拡張中期は RR 75%，収縮末期位相は RR 40〜50% 程度になる。

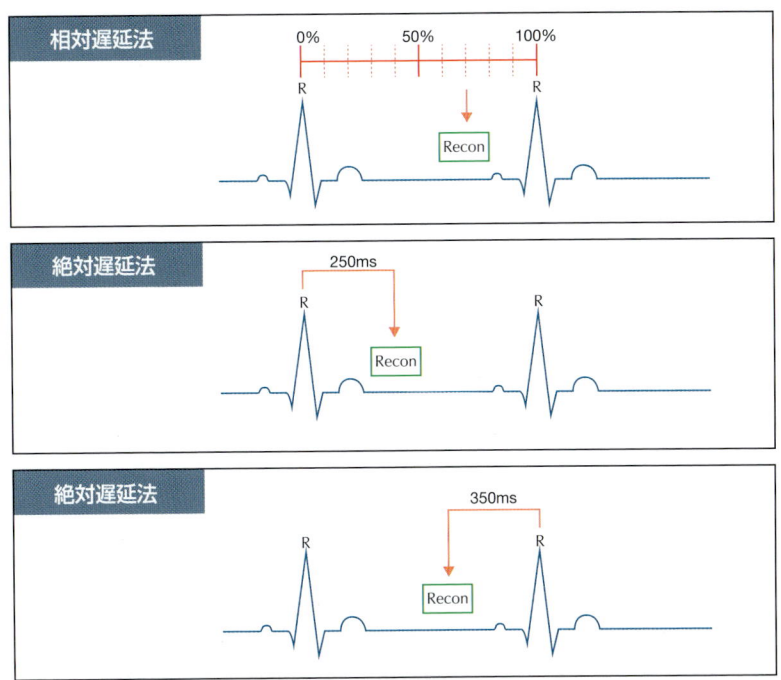

図 3-2 心臓 CT の再構成法

2. 絶対遅延法

　絶対値送り法は，R 波を基準に正の方向に時間を指定することにより再構成心位相を決定する方法である。心拍変動の影響で RR 間隔が変動した際に，拡張中期（緩速流入期）が大きく変動し，収縮期と急速流入期はほとんど変化しないとされている。したがって，収縮末期や拡張中期位相を選択する場合には絶対値送り法を適用することにより，常に同じ心室容積のデータを選択することが可能となる。

3. 絶対値戻し法

　絶対値戻し法は，R 波を基準に負の方向に時間を指定することにより再構成心位相を決定する方法である。絶対値戻し法を活用した心位相決定法に P 波法が挙げられる。心臓 CT 検査において静止心位相が得られやすい拡張中期位相は心房興奮（P 波）の直前に位置するので，再構成 window の最後部が P 波のピークにくるようにする方法である[19]。正常な PQ 間隔は 120〜

200msecとされ，心拍変動の影響を受けにくいため，絶対値戻し法を用いることにより簡易的に拡張中期の静止心位相を捉えることができる。P波法は，拡張中期の静止心位相を探す作業を大幅に軽減した。

■静止心位相の自動検索機能■

メーカーによっては，静止心位相を自動検索する機能を搭載しているものがある。この機能は，静止心位相を導出するために，収集された患者の実データを細かな心位相に分割し，それぞれの心位相の動き成分を示すVelocity MAPを作成する。このMAPを数値化することにより心周期の動きを解析して静止心位相を決定し，収縮期と拡張期それぞれにおいて最も動きの少ない心位相を自動的に検索・再構成する機能である。再構成心位相の設定には絶対値送り法を採用している。

■不整脈への対応"ECG Editor"■

複数心拍より1枚の画像を作成する心電図同期再構成法は，すべての心拍が一定のリズムで拍動することを前提とした再構成方法である。前述の心位相指定方法によりある程度の心拍変動には対応可能であるが，心房細動や期外収縮などの不整脈に対しては十分対応できないことが多い。そこで不整脈が発生した際の生データを選択的に除外する手法が登場している。これにより，心臓CTの限界のひとつとされてきた不整脈症例もCT検査の適応の範疇となってきた[20]。

F 解析の手順

冠動脈の評価はcurved MPRを用いて行われることが多いが，狭窄の分布や位置を立体的に理解するのは難しい。この際，分枝を含めたすべての血管のcurved MPRを丹念に読影していくのでもよいが，全体像を俯瞰して狭窄の部位を概観できていると効率的に読影できる。この目的で考案されたのがangiographic view（MIP画像）である（図3-3）[21]。

この表示法は心臓内腔の造影剤を抜いたもので，冠動脈造影に類似した画像になる。このため，循環器内科医にも非常に理解しやすいものになっている。この表示法の狭窄の検出能は高く，われわれの検討ではcurved MPRや短軸像を駆使して読影した場合と検出感度は変わらない（表3-4）[22]。ただしMIP法をベースにした表示法であるので狭窄を過大評価する傾向にあり，特

3．前処置，撮影，再構成，解析の流れ

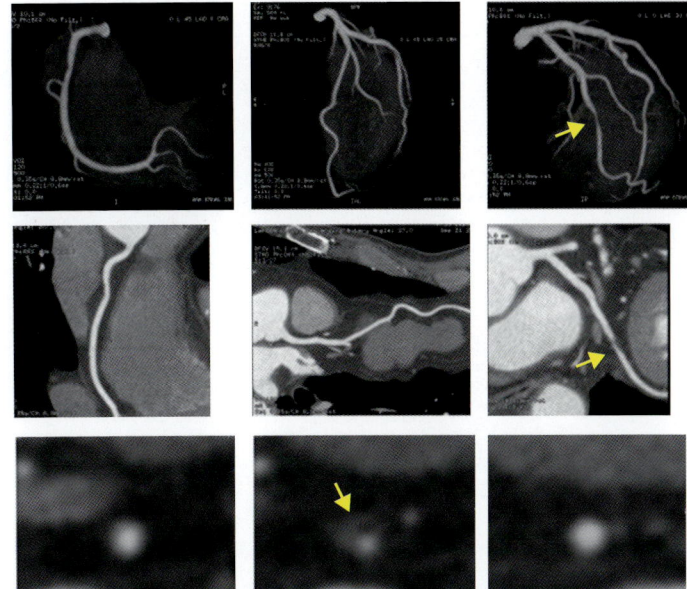

a)
Angiographic view image
左から
RCA, LAD, LCX

b)
Curved MPR
左から
RCA, LAD, LCX

c)
直行断面像
左から
近位参照部，病変部，
遠位参照部

図 3-3　解析の手順
まず Angiographic view image（a）で狭窄や石灰化の分布を概観し，curved MPR（b）で非狭窄性プラークを確認する．直行断面像（c）で狭窄度を測定する．

表 3-4　各表示法の冠動脈狭窄診断能（セグメント毎）
%
(no./total no.)

	Sensitivity	Specificity	PP	NPV	Accuracy
Angiographic view	98 (43/44)	89 (135/152)	72 (43/60)	99 (135/136)	91 (178/196)
Conventional methods	98 (43/44)	93 (141/152)	80 (43/54)	99 (141/142)	94 (184/196)
Axial images alone	86 (38/44)	76 (115/152)	51 (38/75)	95 (115/121)	78* (153/196)

PPV: positive predictive value
NPV: negative predictive value
＊$P < 0.05$ for angiographic view image versus axial images alone and conventional methods versus axial images alone

3. 前処置，撮影，再構成，解析の流れ

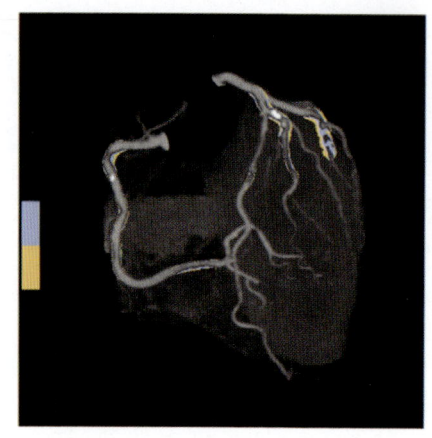

図 3-4　Plaque-loaded angiographic view
黄色（CT 値 50HU 以下）と青色（50〜120HU）の部位が非石灰プラーク

異度はやや低くなる。したがって，まず angiographic view で狭窄の疑われる部位を見つけ，その部位の curved MPR や短軸像で狭窄部の詳細を読影していくのが効率的と思われる。ただし，angiographic view は狭窄のない非石灰化プラークを表示することができない。近位の非狭窄性プラークで CT 値が低いものは，不安定性プラークとして急性冠症候群としてのリスクがあるので，読影上指摘しておくことは重要と思われる。このため，RCA, LAD, LCX の主 3 本の curved MPR は，angiographic view で病変が指摘されなくても必ず確認し，非狭窄性プラークの有無をチェックすることを勧める。ちなみに，狭窄のない非石灰化プラークも 1 枚の画像で評価できることを目的として考案したのが，plaque-loaded angiographic view である（図 3-4）[23]。この表示法は有意狭窄のみではなく非狭窄性病変の分布もわかるので，動脈硬化の程度を概観できるようになる。

おわりに

検査法については，Society of Cardiovasculr Computed Tomography（SCCT）の出しているガイドラインに詳しく書かれているので参考にされることをお勧めする。なお，このガイドラインの日本語簡訳（心臓 CT のための SCCT ガイドライン）が SCCT Japan のホームページ（http://www.scct.jp/）にてダウンロードできる（会員登録要）。

3. 前処置，撮影，再構成，解析の流れ 25

■参考文献

1) Elicker BM, Cypel YS, Weinreb JC: IV contrast administration for CT: a survey of practices for the screening and prevention of contrast nephropathy. AJR Am J Roentgenol 2006;186:1651-1658
2) Lee JK, Warshauer DM, Bush WH Jr, et al: Determination of serum creatinine level before intravenous administration of iodinated contrast medium: a survey. Invest Radiol 1995;30:700-705
3) Herzog C, Arming-Erb M, Zangos S, et al: Multi-detector row CT coronary angiography: influence of reconstruction technique and heart rate on image quality. Radiology 2006;238:75-86
4) 藤原由紀子，町田治彦，田中功，ほか：β遮断薬経口投与下64列MDCT心臓検査における経時的心拍数低減効果と検査前後での血圧変動を考慮したワークフローの検討．心臓 2010;42(9):1166-1172
5) Isobe S, Sato K, Sugiura K, et al: Feasibility of intravenous administration of landiolol hydrochloride for multislice computed tomography coronary angiography: initial experience. Circ J 2008;72:1814-1820
6) Decramer I, Vanhoenacker PK, Sarno G, et al: Effects of Sublingual Nitroglycerin on Coronary Lumen Diameter and Number of Visualized Septal Branches on 64-MDCT Angiography. AJR 2008;190:219-225
7) Sato K, Isobe S, Sugiura K, et al: Optimal starting time of acquisition and feasibility of complementary administration of nitroglycerin with intravenous beta-blocker in multislice computed tomography. J Comput Assist Tomogr 2009;33:193-198
8) van der Bijl N, de Bruin PW, Geleijns J, et al: Assessment of coronary artery calcium by using volumetric 320-row multi-detector computed tomography: comparison of 0.5 mm with 3.0 mm slice reconstructions. Int J Cardiovasc Imaging 2010;26:473-482
9) Kim SM, Chung MJ, Lee KS, et al: Coronary calcium screening using low-dose lung cancer screening: effectiveness of MDCT with retrospective reconstruction. AJR 2008;190:917-922
10) Bluemke DA, Achenbach S, Budoff M, et al: Noninvasive coronary artery imaging: magnetic resonance angiography and multidetector computed tomography angiography: a scientific statement from the american heart association committee on cardiovascular imaging and intervention of the council on cardiovascular radiology and intervention, and the councils on clinical cardiology and cardiovascular disease in the young. Circulation 2008;118:586-606
11) Jakobs TF, Becker CR, Ohnesorge B, et al: Multislice helical CT of the heart with retrospective ECG gating: reduction of radiation exposure by ECG-controlled tube current modulation. Eur Radiol 2002;12:1081-1086
12) Hirai N, Horiguchi J, Fujioka C, et al: Prospective versus retrospective ECG-gated 64-detector coronary CT angiography: assessment of image quality, stenosis, and radiation dose. Radiology 2008;248:424-430
13) Earls JP, Berman EL, Urban BA, et al: Prospectively gated transverse coronary CT angiography versus retrospectively gated helical technique: improved image quality and reduced radiation dose. Radiology 2008;246(3):742-753
14) Alkadhi H, Stolzmann P, Scheffel H, et al: Radiation dose of cardiac dual-source CT: the effect of tailoring the protocol to patient-specific parameters. Eur J Radiol 2008; 68:385-391
15) Isogai T, Jinzaki M, Tanami Y, et al: Body weight-tailored contrast material injection

protocol for 64-detector row computed tomography coronary angiography. Jap J Radiol 2011;29:33-38

16) Tatsugami F, Kanamoto T, Nakai G, et al: Reduction of the total injection volume of contrast material with a short injection duration in 64-detector row CT coronary angiography. Br J Radiol 2010;83:35-39

17) Halpern EJ: Triple-rule-out CT angiography for evaluation of acute chest pain and possible acute coronary syndrome. Radiology 2009;252:332-345

18) Haage P, Schmitz-Rode T, Hubner D, et al: Reduction of contrast material dose and artifacts by a saline flush using a double power injector in helical CT of the thorax. AJR Am J Roentgenol 2000;174:1049-1053

19) Sato Y, Matsumoto N, Kato M, et al: Noninveasive Assessment of Coronary Artery Disease by Multislice Spiral Computed Tomography Using a New Retrospectively ECG-Gated Image Reconstruction Technique. Circ J 2003;67:401-405

20) Matsutani H, Sano T, Kondo T, et al: ECG-edit function in multidetector-row computed tomography coronary arteriography for patients with arrhythmias. Circ J 2008;72:1071-1078

21) Jinzaki M, Sato K, Tanami Y, et al: Novel method of displaying coronary CT angiography: Angiographic view. Circ J 2006;70:1661-1662

22) Jinzaki M, Sato K, Tanami Y, et al: Diagnostic accuracy of angiographic view image for the detection of coronary artery stenoses by 64-detector row CT: a pilot study comparison with conventional post-processing methods and axial images alone. Circ J 2009;73:691-698

23) Jinzaki M, Yamada M, Sato K, et al: Overview image of the lumen and vessel wall in coronary CT angiography. Circ J 2008;72:671-673

撮影プロトコール□■この機種で撮影する—①

64列CT

藤沢康雄 大阪警察病院放射線技術科

　画像診断技術の進歩により，心臓CTは心臓カテーテルと同等の診断能を有する。64列マルチスライスCTによる心臓CT検査は多くの施設で行われているが，心臓CTは他の造影CT検査に比べて画質に影響する因子が多く存在する。常に良い画質を得るためには，必要ないくつかの重要な要素がある。他の検査部位と違い，心拍数や心拍変動の影響を特に受けるため，心臓の動きによるアーチファクトを軽減するために管球の回転速度やデータ収集，画像再構成方法に工夫を加えて，時間分解能を上昇させているためである。

　しかしながら，それらの方法を用いたとしても，高心拍での撮像や撮像中の心拍変動に弱いという欠点に対応するためのいくつかの工夫を施す必要がある。

A 検査開始前のメトプロロール経口投与

　心拍数が急激に変動する場合や不整脈が頻発する場合はバンディングアーチファクトが発生するため，検査に際してはできるだけ心拍が低く安定している必要がある。

　心臓CTの検査時には一時的に心拍数を低下させるため，一般にβ遮断薬が使用される。薬剤投与経路としては経口，静脈内，または双方の経路が用いられる[1]。検査開始時間の2時間前にメトプロロール20mgを経口投与する。メトプロロールは心臓の交感神経β_1受容体を選択的に遮断することにより心臓の拍動が抑えられ血圧を下げる。心臓の負担を減らすことで，心筋の異常な収縮を抑えて不整脈の発生を防止する。検査前に造影剤アレルギーに対する問診を行うと同時に，血圧と心拍数をチェックする。この時点で，被検者の心拍数が高い場合はしばらく安静にしてもらう。

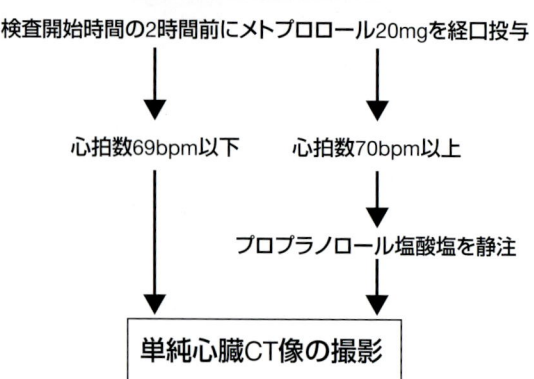

B 心臓の位置合わせと検査内容説明および心電図確認

　　　できるだけ心臓がテーブルの中央にくるような位置合わせを行い，被験者に対する検査内容の説明，息止め練習を実施し，心電図の確認をする。
　　　CT装置は回転中心からの距離により周辺部の幾何学的条件などが厳しく，解像度が著しく低下する。そのため，左右方向の解像度の低下を防ぐために，心臓がテーブルの中央にできるだけ近づくように位置合わせする必要がある。
　　　心拍が不安定になる要素としては，検査に対する不安，長時間の呼吸停止（息止め），患者の心疾患等が挙げられるが，検査に対する不安については，検査内容の十分な説明を事前に行うことにより改善することができる。息止めについては，実際のスキャンを開始する前に練習を行う必要がある。また，場合によっては，酸素吸入により長時間の息止めが可能になる。膝の下に枕を入れた立て膝の体位は，リラックスできることから推奨できる。
　　　この時点で，心電計を装着し心電図の波形を確認し，不整脈の有無や心拍数をチェックする。
　　　最後に，腹部が息止めの際に同時に動いてしまわないように，枕等で圧迫して固定する。

C 高心拍数にはプロプラノロール塩酸塩の静注

　　　心拍数が70bpm以上の時には，10mgを上限にプロプラノロール塩酸塩を心電図を確認しながら静注し，心拍数を69bpm以下に抑える。プロプラノロール塩酸塩には心臓を休ませる作用がある。作用メカニズムは，心臓にある交感神経の$β_1$受容体を遮断することによる。これにより心臓の拍動が抑えられ，血圧が低下する。高血圧症のほか，狭心症や不整脈（頻脈）の治療にも用いられる薬剤である。

D 息止め後の心拍数低下に注意

　　　バルサルバ効果を避けるために，息止め初期（息止め後5～7秒間は副交感神経の作用により心拍が不安定になる）を避けて撮像するなどの工夫で，より安定した画像が得られる。

　　　息止め数秒後に心拍数が低下し安定する場合においては，その時間も考慮したインターバル時間が設定できる。そのために，心拍が安定するまでの時間の測定は大事である。

E 単純心臓CT像の撮影

　　　単純心臓CTにて撮影範囲位置を確認すると同時に，息止め，心拍数等を確認する。

　　　64列マルチスライスCTを用いた冠動脈石灰化の検出および測定は，造影剤を使用せずに比較的容易に実施可能である。X線被ばくを考慮すると，低侵襲に施行できる利点がある。動脈硬化の一指標である冠動脈石灰化の測定は，動脈硬化の進展の程度と虚血性心疾患の予防に有用であると考えられる。したがって，動脈硬化をひき起こす基礎疾患のスクリーニングとして冠動脈石灰化の測定を行うことは重要である。また，無症候性虚血の低リスク群と高リスク群を同定するためにも有用である。

　　　一般に，冠動脈石灰化量は冠動脈硬化重症度と相関するといわれる。その冠動脈石灰化を定量化したのが，単純心臓CTで算出される冠動脈石灰化指数である。これを求めることによって将来的な心事故の危険性を推定することができる。冠動脈石灰化の程度が高いほど，狭窄の診断が困難になる可能性が高くなると同時に，閉塞性冠動脈疾患を有する可能性も高くなる。

　　　一方，高度石灰化を有する冠動脈病変などについては内腔の評価が困難で

あり，しばしば他のモダリティーに頼らざるを得ないのが現状である。冠動脈に高度石灰化が存在する場合に心臓CTを施行すべきか否かについては，まだ結論が出ていない[1]。

F ニトログリセリンスプレーと撮影開始時間

ニトログリセリンスプレーを2噴霧(0.6mg)直後より撮影開始時間を決定する。

硝酸剤（ニトログリセリン）は太い動脈を拡張させる。狭心症では狭窄血管灌流域の細動脈は酸素不足のため，最大限に拡張しているので，太い動脈の抵抗が血流の増減に影響する。そこで太い動脈が開けば，虚血部位への血流改善が期待できる。冠動脈では特に太い冠動脈を拡張させて，心筋への血流を増加させ，酸素供給を増やす。この静脈系と太い動脈の拡張の2つの機序により，虚血性心疾患の治療には理に合った薬剤であり，ほとんどの狭心症に効果を示すが，心筋梗塞に対してはあまり効果はない。心臓に対してはほとんど作用を示さず，心拍数増加は血圧降下への反射によるものである。

最適な造影剤注入のタイミングはテストボーラス法かボーラストラッキング法を用いて，撮影開始時間を決定する必要がある[2]。テストボーラス法は事前に少量の造影剤（10mL）と生理食塩液（20mL）を注入して，同一断面左冠動脈主幹部における連続撮影を行い，目的とする部位への造影剤の到達時間を確認し，本スキャンにおける造影剤到達時間を予測して撮影開始タイミングを設定する方法である。したがって，本スキャン開始直前に，息止めのアナウンスに必要な時間や，息止め数秒後に心拍数が低下し安定する場合においては，その時間も考慮したインターバル時間が自由に設定できる。一方，ボーラストラッキング法では，造影剤の到達をリアルタイムに確認してから撮影を開始するので，安定した造影効果が期待できる。テストボーラス法，ボーラストラッキング法ともに利点と欠点を有しているが，どちらを選ぶかは使用する機種に依存する。

最適な画像のためには，250HUを超える冠動脈の濃染が必要である。したがって高濃度造影剤が望ましい。造影剤の総量は体重（kg）×0.7～0.9，注入時間は10～13秒で注入速度を決定する。テストボーラス法を使用する場合，テスト注入で得られたTDC (time density curve) の最大CT値となる時間に，3秒を加えた時間を本造影での撮影開始時間とする。

G 本造影（本スキャン）の撮影

　　本造影の撮影開始時間が決定したら，単純心臓 CT にて求めた撮影範囲を設定した後，前後方向の解像度の低下を防ぐために，テーブルを上下し中央にできるだけ近づけるような位置合わせを行う。インターバル時間を入力し，もう一度被検者に説明を行い，本造影を開始する。

　　通常は，装置に心拍数を入力することで helical pitch 等が決定されるが，線量を考慮し，①心拍数が 60bpm 未満の場合は被ばく線量の少ない prospective ECG-gated axial scan を用い，padding time は 125sec で設定する（使用機種にその機能があれば）。②心拍数が 60～70bpm 以下の場合は retrospective ECG-gated helical scan を用いる。ECG modulation を使用し，心位相は 35～85％で設定する。③心拍数が 70bpm 以上の場合は ECG modulation を使用し，心位相は 35～85％で設定し，セグメント再構成を考慮して helical pitch は最小を設定する。④不整脈などの不安定な因子が考えられる場合は retrospective ECG-gated helical scan を用い，ECG modulation は使用しないで編集機能等を使用する時に備える。

　　しかしながら，適正な心拍数で prospective ECG-gated axial scan を施行しても，必ずしも心位相は 75％が最適な画像とは限らないことがある。心電同期ヘリカルスキャン法の選択や padding time の延長等，心拍数やその変動に十分に注意を払う必要がある。その機器の欠点を補う適切な前処置と，十分な説明によって被験者の協力を得ることが，検査成功への一番の近道であると考える。

■参考文献

1) Abbara S, Arbab-Zadeh A, Callister TQ, et al: SCCT guidelines for performance of coronary computed tomographic angiography: A report of the Society of Cardiovascular Computed Tomography Guidelines Committee. J Cardiovasc Computed Tomography 2009;3:190-204
2) 安野泰史：心臓 CT 撮影法．似鳥俊明（編）：心臓の MRI と CT．南江堂, 2005, p46

撮影プロトコール□■この機種で撮影する—②

Philips 社 Brilliance iCT

城戸輝仁　愛媛大学大学院生体画像応用医学分野

　　MDCT の登場により臨床応用された心臓 CT は，機器の多列化や管球回転速度の向上により検査成功率の上昇とめざましい画質向上を成し遂げた。特に現在主流となっている 64 列 MDCT では，心臓カテーテル検査（以下 CAG）と同等の診断精度を有する虚血性心疾患に対する非侵襲的検査法として広く臨床に用いられるようになってきた。さらに現在では 64 列超 CT として，さらなる多列化 CT，高分解能 CT，二管球 CT が登場し，次世代 CT としてより精度の高い検査が可能となっている。本項では，次世代 CT の一つである Philips 社の Brilliance iCT（以下 iCT）を題材に，筆者らの施設における撮影プロトコールを紹介し，撮影のコツについて述べる。

A iCT について

　　iCT では air bearing gantry を用いることにより，最短時間分解能 34msec を達成する管球回転速度 0.27 秒/回転を実現した。これにより検査適応心拍数が大幅に改善するとともに，ブレのない静止画像が得られることで，これまで困難とされてきたステント内腔評価などの領域でも診断精度を向上させている。さらに 128 列 256 スライスと多列化することにより，80mm 幅でのヘリカルスキャンを実現した。多列化によりヘリカルアーチファクトの軽減，撮影時間の短縮を可能としている。また管球回転速度向上による超高速スキャン時においても線量不足による画質低減がないように，120kV ジェネレーターと大出力に耐えるセグメンティッドアノード搭載の i-MRC 管球を装備し，1000mA の output を実現している。

B 撮影プロトコール

　　心臓 CT における冠動脈狭窄評価は高い診断精度を有しており，これまで行われてきた診断目的の CAG に取って代わる検査法として期待されている。しかし，その高い診断精度を維持するためには適切な心拍コントロール

4. 撮影プロトコール　■この機種で撮影する—②：Philips 社 Brilliance iCT

と撮影モードの選択，冠動脈内の十分な造影効果，撮影時の正確な息止めなどが必要なことは言うまでもない。

1. 撮影モードの選択

iCT の撮影モードには retrospective gating 撮影（ヘリカル撮影）を行う beat to beat algorism モードと，prospective gating 撮影（コンベンショナル撮影）を行う step and shoot cardiac モードがある。それぞれの特徴をその利点と弱点を明らかにすることで紹介したい。

a）Beat to Beat Algorism（retrospective gating 撮影）

心電図同期を用いてヘリカルスキャンを行い，そのデータを用いて適切な心位相の画像のみを抽出する方法が retrospective gating 撮影であるが，iCT ではその適切な心位相決定に beat to beat algorism を用いている。beat to beat algorism は優れた心時相同期法であり，撮影中の心拍変動に応じて自動的に最適時相を検出，再構成を行うことができる。これにより冠動脈連続性を高い確率で得ることが可能となり，心拍の不安定な症例においても高い検査成功率を得ることが可能となる。また iCT では検出器幅が 80mm と非常に広いため，速いテーブル移動速度にも対応が可能となっており，心電図エディットを行ってもデータ欠損することなく全自動で心臓再構成が行われる。これにより息止め時間 3～5 秒程度で，不整脈にも対応した時間分解能 33～135msec の撮影が可能となる。さらに 1 心拍分のすべての心位相データが得られることにより，3D データを用いた精度の高い心機能評価が可能となる。

利点としては上記のように，高心拍症例や不整脈症例において高い検査成功率が得られることや，心機能評価が同時に行える点があるが，弱点としては被ばくの問題を常に考慮せねばならない点が挙げられる。1 心拍分のデータを線量コントロール（dose modulation）せずに撮影した場合は 15mSV 前後の被ばくがあるとされる。特殊な事情がない限りは dose modulation を用いた被ばく低減に努めるべきであろう。dose modulation を適切に行えば，被ばくは 9mSv 前後に抑制することが可能とされている。なお，dose modulation を用いることによりターゲットにしている心位相以外ではノイズが増え画質が低下するが，心筋形態や心内腔評価には問題がなく，心機能評価は併せて行うことが可能である。また，dose modulation を行う際のターゲット心位相についてはそれぞれの症例の条件（心拍数や不整脈，検査目的など）に応じて決定する必要があるが，冠動脈評価を中心に考えた場合には，HR 75bpm

未満では拡張期にターゲットを，HR 75bpm以上では収縮期にターゲットを，HR 90bpm以上の高心拍症例や不整脈症例においてはやや広めの心位相を，ターゲットにして撮影するようにしている。

b）Step and Shoot Cardiac（prospective gating 撮影）

　retrospective gating 撮影では，静止した心位相での撮影データを得るために同一断面にて複数回転のデータ収集を行うため，被ばくのオーバーラップが起こっていた。一方，prospective gating 撮影である"Step and Shoot Cardiac"を用いると同一断面での被ばく重複がほとんどなくなり，retrospective gating 撮影と比較して，最大 80%の被ばく低減が可能となる。Step and Shoot Cardiac は prospective gating による軸位断面撮影を基本とし，任意の心位相のみをコンベンショナル撮影することで，従来に比して大幅な被ばく低減を可能とした。撮影時に起こる突発的な不整脈に対しては Auto Arrhythmia Detection 機能があり，RR 間隔が不適切な心拍ではスキャンを自動停止して，正常心拍を確認してから再開するようになっており，不整脈症例での冠動脈評価能低下が回避される。さらにオーバーラップ領域が 8mm で設定されており，3D Back Projection による Edge Collection で，ずれのない連続性を持った Volume Rendering（VR）像を作成することが可能である。

　このように被ばく，画質の両面において大きな利点を有する Step and Shoot Cardiac 撮影であるが，弱点としてはやはり管球回転速度の関係で推奨される心拍数が 70bpm 未満という点である。また，ターゲットにした心位相以外の位相ではデータ収集がまったく行われないため，心機能評価は不可能である点も注意が必要である。しかし，β 遮断薬などで心拍数がしっかりコントロールされた症例であれば，CAG と同等もしくはそれ以下の低被ばくかつ低侵襲な冠動脈狭窄評価が可能である。また 80mm 幅で行う Step and Shoot Cardiac 撮影はこれまでの 64 列 MDCT で行う 3～4 回のコンベンショナル撮影に比して，わずか 2 回のコンベンショナル撮影で心臓全体の撮影を可能にしており，オーバーラップ領域縮小による被ばく低減，撮影時間短縮によるズレの改善や心拍変動の減少による精度向上がなされている。またコンベンショナル撮影によるヘリカルアーチファクト改善はステント内腔や石灰化周囲など，これまで困難とされてきた領域の評価についても改善が期待された。今後は 1 回撮影あたりの被ばく量低減により，遅延造影効果評価などにも応用できる可能性がある。

2. 造影プロトコールの検討

　冠動脈の造影効果は冠動脈狭窄病変の検出精度において大切なファクターとなる。特に，partial artifactによる造影効果低下の原因となる細い末梢冠動脈評価や高心拍症例での冠動脈評価において，十分な造影効果を得ることは重要である。一方，高すぎる造影効果は石灰化病変との境界が不明瞭になったり，blooming artifactによりプラークCT値の変動が生じプラーク性状評価を困難にするなどの問題点がある。造影剤による副作用の観点からも必要以上の造影剤を使用することは不適切であり，冠動脈狭窄診断の精度低下を起こさない範囲で適切な投与量を検討することは重要である。特に，iCTでは撮影時間が3～5秒と非常に短く，適切な造影法を用いることでかなりの造影剤減量が可能となる。また一方，注入時間が短くなることで至適撮影時間も短くなることがあり，注入プロトコール，撮影プロトコールは慎重に決めなければならない。

a）造影剤注入時間の決定

　一般には造影剤注入時間は撮影時間＋3～5秒といわれてきたが，iCTのように撮影時間が極端に短いCTの場合は注意が必要になる。ファントムを用いた実験では，通常の心機能では注入時間が10秒を下回ると一定の造影効果が得られる時間がなくなり，凸状のtime density curve（TDC）を描いてしまう（図4②-1）。冠動脈起始部から末梢まで均一な造影効果を得るためには，ある程度の造影剤注入時間が必要と考え，筆者らの施設ではテストイン

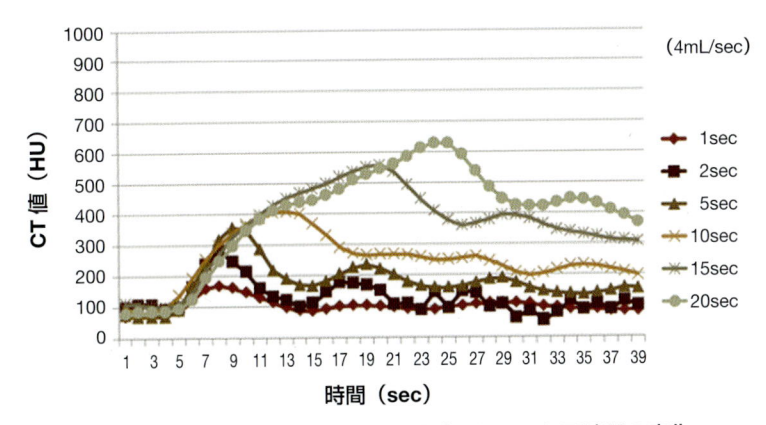

図4②-1　注入時間の違いによる造影効果がプラトーになる時間の変化
10秒以下の注入時間では十分なプラトーを得ることが困難であった．

4. 撮影プロトコル　■この機種で撮影する—②：Philips 社 Brilliance iCT

ジェクション法で撮影タイミングを決めており，注入時間は撮影時間＋5秒（最低でも10秒にする）としている。ボーラストラッキング法を用いる施設の場合は，若干注入時間が長めになるものと思われる。

b) 造影剤量の決定

造影剤投与量を決めるには，①総量固定法，②体重換算法，③テストインジェクション時の造影効果から本番造影剤量を決定する方法などがある。それぞれの方法の利点と iCT に導入した場合の問題点について以下に述べる。

①総量固定法

造影剤投与量を施設で決定する（全例 60cc や全例 80cc など）方法。利点としては準備や手技が簡便であることが挙げられる。平均的な体重の症例や良好な心機能の症例においては素早く検査が施行でき，多くの症例をスムーズに検査することが可能といえる。一方，問題点としては高体重や低体重の症例における造影効果のムラが挙げられる。どうしても低体重では過剰投与，高体重では投与量不足になりやすく，造影効果が一定には得られにくい。そのため，撮影はスムーズだが，その後の解析に時間がかかることがある点は注意が必要である。

②体重換算法

上記の固定法に比して，症例の体重毎に投与量を変更する方法である。血管系の造影効果は体循環量の影響を受けやすく，この体循環量とある程度良好な相関を示すとされている体重を用いて造影効果をコントロールすることができる。固定法に比して症例毎に注入量を変更する手間が増えるが，患者体重は事前に把握可能な数値であり，慣れれば（換算表などを用いれば）検査のスループットには大きな影響はない。現在の臨床現場では最も多く用いられる方法であり，安定した結果が得られるという多くの報告がされている。しかし，この方法も万能ではなく，同一体重症例においても心機能により cardiac output（CO）が大きく変動する症例や，内臓脂肪の有無などによる体重と循環血液量の乖離がある症例などでは，必ずしも良好な造影効果が得られるとは限らない。前者については事前の心エコー検査などのデータを参照することによって，後者については除脂肪体重を計算することなどによって，ある程度改善できるのではないかと検討されつつある。

③テストインジェクションからの決定法

テストインジェクション法を用いて撮影タイミングを決定する場合に，その投与された少量の造影剤でどの程度造影効果が得られるかを判断し，本番

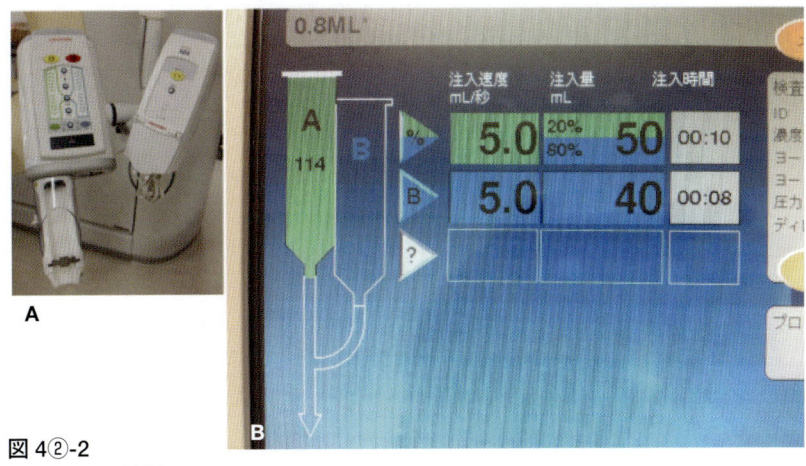

4. 撮影プロトコール□■この機種で撮影する—②：Philips 社 Brilliance iCT

図 4②-2
A：Medrad 社製 STELLANT D Dual Flow
B：iCT でのテストインジェクション時の注入設定画面

の造影剤量を決定する方法である。この方法を用いると，たとえばテストインジェクション時の 10cc の造影剤で，バルサルバ洞が何 HU 造影されたかがわかるため，本番時に残り何 cc の造影剤を投与すれば目的となる造影効果が得られるかを体重や心機能の影響を考えずに正確に決定できる。筆者らの施設では，テストインジェクション時の TDC をより正確に得るため，10cc の造影剤を 40cc の生食と混ぜ 50cc@20%希釈造影剤として 5mL/sec で投与している（図 4②-2）。ここで得られた TDC から造影効果を算出し，本番で欲しい冠動脈造影効果が得られるように造影剤量（希釈率）を算出して投与している（図 4②-3）。この方法を用いることにより，心機能の影響を受けずに正確な造影効果を得ることが可能であるが，問題点としては手技が若干煩雑で検査のスループットが落ちる点がある。テストインジェクション撮影を行った後に本番造影剤量を決定して投与するため，検査の途中に若干の解析が必要になるからである。しかし慣れれば，画像で症例毎の心機能やシャント血流の有無が本番撮影前に予測でき，自信を持って本番撮影に臨める点はメリットである。機器の発達とともに撮影時間が短縮している現状では，症例毎に適切な造影剤量を決定することは重要であり，今後はこれらの計算式がインジェクター側やコンソール上で算出できるようになれば，簡便に症例毎の至適造影剤量が決定できるようになると期待している。

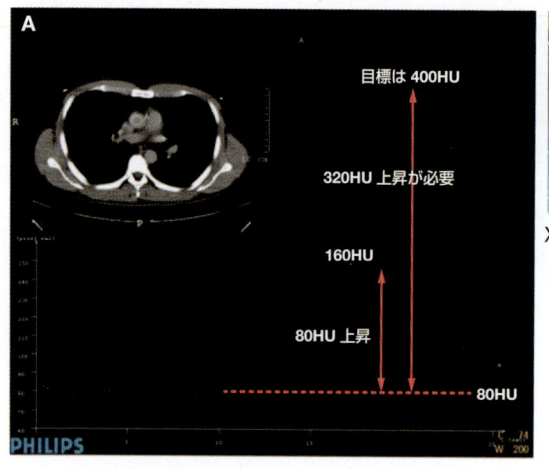

4. 撮影プロトコール　この機種で撮影する—②：Philips 社 Brilliance iCT

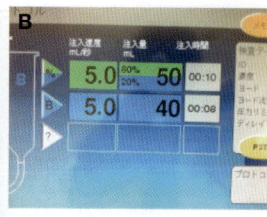

図 4②-3　必要造影剤濃度 X%の算出
A：20%希釈造影剤によるテストインジェクションから得られた TDC と造影剤上昇幅 80HU
B：必要上昇幅 320HU（400〜80HU）を得るのに必要な本番濃度の設定
高濃度造影剤では粘稠度の影響で若干造影効果が下がる傾向があり，筆者らの施設では最大造影効果 400HU を目標にプロトコールを組んでいる．

おわりに

　次世代 CT のひとつである Philips 社 Brilliance iCT を用いた撮影モード，造影プロトコールについて述べた。現在の臨床機はいずれも優れた性能を有しており，ボタンひとつで正確な画像を得ることも可能となってきている。しかし，簡便だからといって闇雲に大量の造影剤を用いた最大被ばく量の検査をしてはならない。検査に携わる者一人一人が自施設の機器に精通し，それぞれの症例毎に選べる至適撮影プロトコールを考えながら検査を構築していく必要があるだろう．

撮影プロトコール □■この機種で撮影する—③

320列CT（Aquilion one）

船橋伸禎　千葉大学医学部附属病院循環器内科

A ECG gating conventional volume scan

　320列CT（Aquilion one：東芝メディカル製）（図4③-1）は最大0.5mm×320列＝16cmの体軸方向のcoverageを有し，著明な心拡大がなければほとんどの症例の心臓全体がこの範囲に入る。現在，このCTの心電図同期撮影では，最大320の検出列を使用したconventional volume scan，64列helical scan，そして160列helical scanの3つの撮影方法が選択可能である。

　320列CTの特性を最も生かしたECG gating conventional volume scanには，Calcium score mode, Prospective ECG gating mode, Target ECG gating mode, Retrospective ECG gating continues mode, Retrospective ECG gating with tube current dose modulation（Padding）の5つのmodeが搭載されている（図4③-2）。

1. **Calcium score mode**は，1心拍のデータで，設定した心位相のみ曝射（例：R-R間隔70％）を行うモードである。通常は，単純撮影で冠動脈の石灰化スコアリングを計測する際に用いられている。最も放射線被ばくの少ない方法ではあるが，単一の心位相の画像のみであるため，冠動脈の内腔評価には適さないと考えられる。

2. **Prospective ECG gating mode**とは，撮影心位相を任意に設定し（例：R-R間隔の70～80％），その間のみ曝射する方法である。必要な心位相のみ放射線を照射するため，被ばく量を極力低減できる。設定した心位相での冠動脈評価，心臓の形態評価が可能であるが，設定した心位相のデータしか得られないため，四次元解析は不可能である。現時点では心拍が整で心拍数が80/分以下であることが条件である。

3. **Target ECG gating mode**（Prospective ECG gating modeの一種）では，心拍変動や不整脈が発生して，予期せぬ早いタイミングでR波が出現しても曝射を中断せず，必ず画像再構成可能な範囲まで強制曝射が行われる。

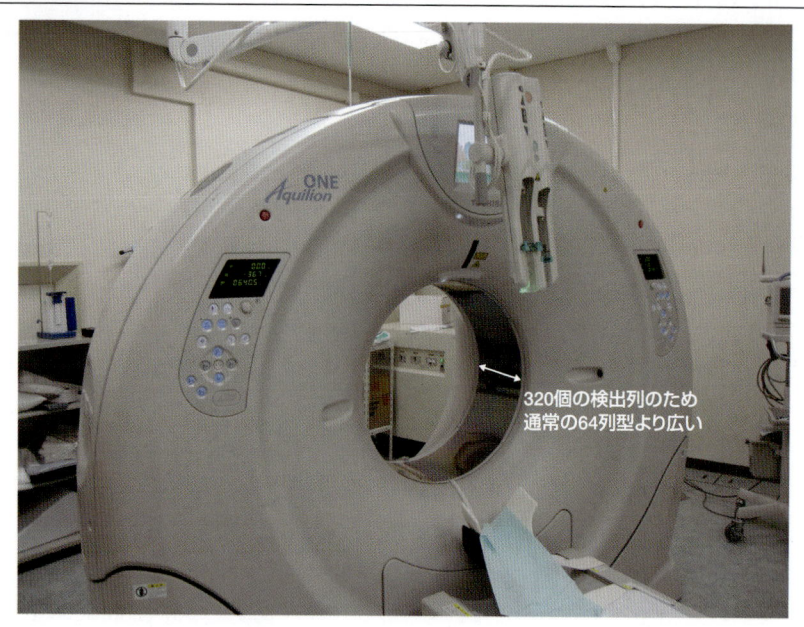

4. 撮影プロトコル□■この機種で撮影する─③：
320列CT（Aquilion one）

図4③-1　320列CTの概観

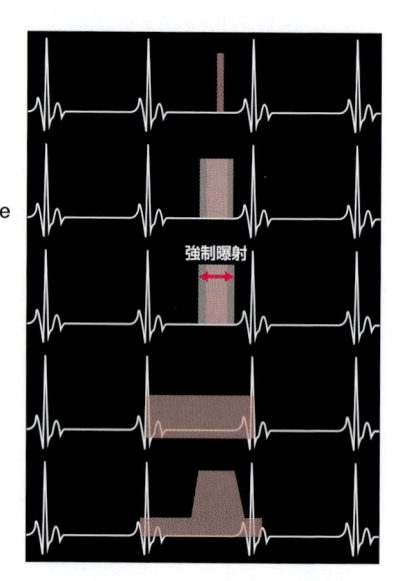

（320個の検出列のため通常の64列型より広い）

図4③-2　320列CTにおけるECG gating volume scanの各mode

- Calcium score mode
- Prospective ECG gating mode
- Target ECG gating mode（強制曝射）
- Retrospective ECG gating continuous mode
- Retrospective ECG gating with dose modulation

4. 撮影プロトコール□■この機種で撮影する—③：
320 列 CT（Aquilion one）

4. **Retrospective ECG gating continues mode** とは，すべての心位相において設定した線量を曝射する撮影法である．あらゆる位相の明瞭なデータを得ることができ，四次元解析も可能となるが，被ばく量は増えてしまう．

5. **Retrospective ECG gating tube current dose modulation**（＝padding）は，すべての心位相のデータが得られ，かつ少しでも放射線量を減らすために工夫された撮影法である．低管電流で曝射し，設定した特定の位相でのみ管電流を上げるという方法である．四次元での解析が可能であり，かつ冠動脈などの詳細な形態評価は，高い線量で撮影した画像を用いることができるが，この mode も心拍が整で心拍数が 80/以下が条件である．

B 再構成方法，心拍データ数（セクタ数），放射線曝射時間

320 列 CT は 1 回転最速 350msec であるが，最新の MDCT では最も遅い．そのため，時間分解能を改善するために ECG gating conventional volume scan では以下のようなシステムになっている．

メーカー推奨の撮影条件である HeartNAVI の設定では，撮影前の呼吸練習で呼吸停止中数秒間の心拍数およびその変動を記録し，収集する心拍データ数を表 4③-1 に基づいて決定する．心拍が整で，心拍数が 65/分以下では 1 心拍データより half reconstruction で画像が作成されるが，66/分以上で 2 心拍，80/分以上で 3 心拍，118/分以上で 4 心拍，156/分以上で 5 心拍データを収集して，multisector reconstruction で画像が作成される．

表 4③-1　心拍数，収集する心拍データ数（＝セクタ数）と撮影時間（＝放射線曝射時間）

心拍数（beat per minute）	収集する心拍データ数	撮影時間（秒）
＜66	1	＞0.92
66〜79	2	1.52〜1.82
80〜117	3	1.54〜2.25
118〜155	4	1.54〜2.03
＞156	5	＜1.92

心拍数が 66/分以上になると時間分解能を改善するために，half reconstruction ではなく multisector reconstruction を選択するため，2〜5 の心拍データを収集する．

4. 撮影プロトコール□■この機種で撮影する—③：320列CT（Aquilion one）

さらに，各心拍数でセクタ数に応じて conventional volume scan で最も時間分解能が良好となる回転速度を 0.35, 0.375, 0.40 秒より選択する（例：40〜65/分，75, 80, 95, 100/分で 0.35 秒，70, 95/分で 0.375 秒，85/分で 0.4 秒と細かく設定されている）。

half reconstruction とは，対向データを考慮した半回転＝180度分の投影データで画像再構成を行う方法である。実際には1心拍データの任意の位相を選択して画像の再構成を行い，半回転のデータを使用することで，時間分解能が回転速度の半分の 175msec に改善されている。一方 multisector reconstruction とは，複数心拍のデータを抽出して組み合わせ，180度分のデータを構築し，画像再構成を行う方法である。各心位相の抽出するデータをセクタといい，2〜5つのセクタを組み合わせて画像を再構成するため，half reconstruction よりも時間分解能は優れている。

図4③-3 に，retrospective ECG gating 撮影における心拍数と放射線照射時間の関係を示す。照射時間は被ばく量に関連する。さらに 80/分を超えると tube current dose modulation（＝Padding：ある特定の心位相のみで管電流を上げる）が使用できず，被ばく量の低減が不可能となる。心拍数と被ばく量には密接な関連があるため，心不全や気管支喘息等の禁忌がなければ，積極的

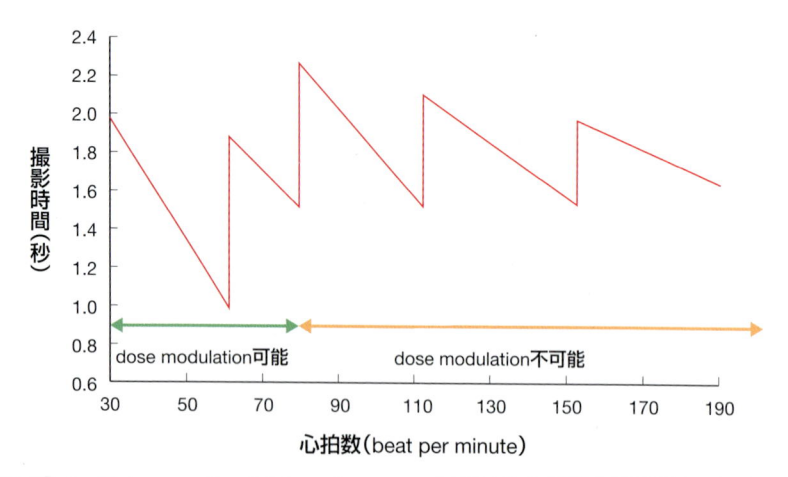

図4③-3 Retrospective ECG gating mode における心拍数と撮影時間（＝放射線曝射時間）の関係
放射線曝射時間は放射線被ばく量に関連する．さらに 80/分を超えると tube current dose modulation （＝Padding）（ある特定の心位相のみで管電流をあげる）が使用できず，さらなる放射線被ばく量の低減が不可能となる．

に交感神経β遮断薬もしくは心拍数抑制作用をもつカルシウム拮抗薬の投与が望ましい。

C single と double ECG gating conventional volume scan

　　320列CTにおいて，ECG gating single volume conventional scan（図4③-4A）により1回転でカバーできる範囲は体軸方向で最大16cmであり，上縁，下縁の周囲に再構成不可能領域（＝マスク領域）が生じる（図4③-4B）。double volume conventional scan は図4③-4Cのように volume scan を2回行い，マスクエリア部分を重ね合わせ，データが欠損しないようにする撮影法である。この scan の適応は，胸部大動脈瘤や内胸動脈グラフトを使用した冠動脈バイパス術後の症例（図4③-4D），心拡大が著明で，特に体軸方向にも拡大が大きい症例（図4③-4E）が挙げられる。この場合，2つの volume は一部を重ね合わせるため，体軸方向への撮像範囲は 16cm×2＝32cm ではなく，合計で 23.2cm（上下のマスク領域を含んでも最大 27.6cm）にしかならない（図4③-4DE）。また，特に内胸動脈グラフト撮影の場合には，2回の volume の境界域に左冠動脈主幹部，左前下行枝近位部が位置することも多く，これら冠動脈の評価が困難となるので，単純撮影のデータから冠動脈の位置を確認して，2つの volume の境界域にこれらの血管が位置しないように留意する必要がある。

D 320列CTを用いたその他の心電図同期撮影
──どの撮影法で放射線被ばく量が少ないか？

　　体軸方向の空間分解能は conventional scan が優れるが，放射線被ばく量の低減が優れたものを選択することも非常に重要である。

　　320列CTのコンソール上で，HeartNAVIを用い，320列 conventional volume scan，64列 helical scan，160列 helical scan にそれぞれ同じ条件を暫定的に入力して各々のトータル指標線量 DLP（Dose Length Product）（mGy cm）を算出し，比較した（図4③-5）。DLPは160列 helical scan がすべての心拍数で最も高く，320列 conventional volume scan が 40〜75/分，95，100/分で最も低く，conventional volume scan の有用性が示された。

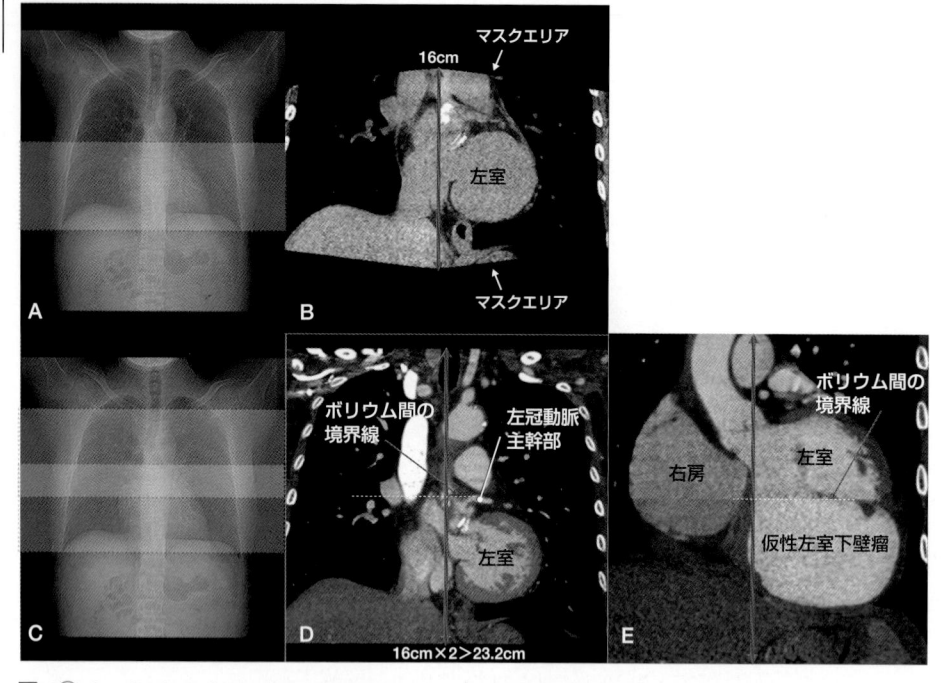

4. 撮影プロトコール　この機種で撮影する—③：320列CT（Aquilion one）

図4③-4　single volume conventional scan と double volume conventional scan
両 volume scan では心電図同期を併用し，prospective または retrospective ECG gating mode で撮影が可能である．
A：胸部スカウト画像．single volume conventional scan を行う際，画面上に現れる白い長方形を用いて撮影範囲を決定する．体軸方向に最大 16cm の範囲を設定できる．
B：single ECG gating volume scan で撮影した心臓の冠状断．上縁，下縁に再構成不可能領域（＝マスクエリア）があり，徐々に撮像可能範囲が中心部へと狭まっていく．中心部の体軸方向の撮影範囲のみが 16cm である．
C：胸部スカウト画像．double volume conventional scan を行う際，画面上に現れる一部が重なった2つの白い長方形を用いて撮影範囲を決定する．この場合，2つの volume は一部重なっているため，体軸方向への撮像範囲は 16cm×2＝32cm ではなく，23.2cm（上下のマスク領域を含んでも 27.6cm）にしかならない．
D：double volume ECG gating scan で撮影した大動脈弁，上行大動脈置換術後の症例の胸部冠状断．この画像では上縁，下縁の再構成不可能領域（＝マスクエリア）はカットされているが，上の volume の上部，下の volume の下部のマスクエリアを表示することもできる．この画像では2つの volume の境界領域に左冠動脈主幹部から左前下行枝近位部が位置し，volume scan 間のずれによる artifact のため左冠動脈主幹部の上縁の評価がやや困難である．
E：double volume ECG gating scan で撮影した巨大左室仮性下壁瘤の症例の胸部冠状断．この画像でも上縁，下縁に再構成不可能領域（＝マスクエリア）はカットされている．心拡大が著明で，体軸方向へ 16cm を超えるため，double volume ECG gating scan を選択した．

4. 撮影プロトコール　■この機種で撮影する—③：
320列 CT（Aquilion one）

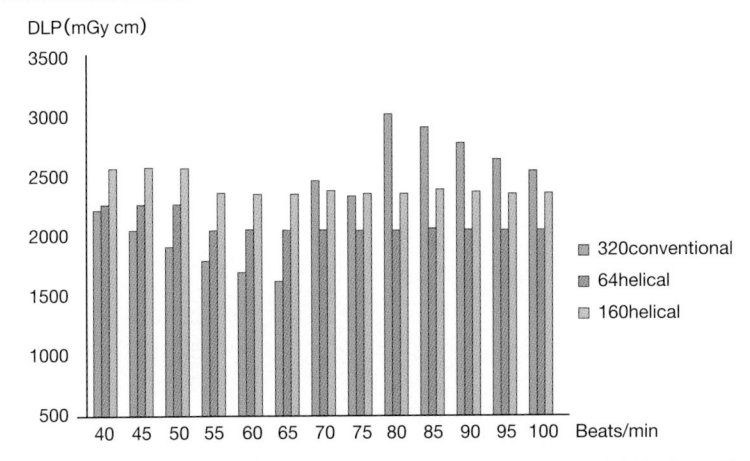

図 4③-5　320列CTが可能な3つの心電図同期スキャンの放射線被ばくの比較

各々のモードのDLP (Dose Length Product) を，CTコンソール上で40〜100/分までの心拍数毎に比較した．撮影条件はHeartNAVIを用いると仮定し，retrospective ECG gating continuous mode でFOVはMサイズ，管電圧120kV，管電流400mA，体軸方向への撮影範囲は16.0mm，回転速度は，各心拍数でセクタ数に応じて最もconventional volume scanの時間分解能が良好となる速度を0.35，0.375，0.40秒から選択（具体的には40〜65/分，75，80，95，100/分で0.35秒，70，95/分で0.375秒，85/分で0.4秒）した．以上をすべてのスキャンで統一して，同一条件で入力，DLPを算出した．
HeartNAVI上ではconventional volume scanでは最も良好な時間分解能を得るために表4③-1のように心拍数が65/分以下までは1心拍データを収集 Half reconstruction，66-79/分では2心拍データで2 sector reconstruction，80-100/分では3心拍データで3 sector reconstructionが行われるように設定されている．
DLPは160列 helical scanがすべての心拍数で最も高く，320列conventional volume scanが40〜75/分，95,100/分で最も低かった．

E　320列CTを用いた不整脈症例の冠動脈評価法

　心房細動や期外収縮などの不整脈症例は，CTを用いた冠動脈造影検査の除外項目のひとつであった。このことは128スライス，256スライスCTでも同様であり，狭義では，心臓全体を1回の走査で覆うことのできる320列CTのみが，撮影中に不整脈をきたす症例の冠動脈評価を可能にする．

　HeartNAVIを使用すると，撮影前の呼吸練習中に不整脈などで心拍数変動が大きい場合には，表4③-1に示した心拍データ数より1〜2心拍多く収集

4. 撮影プロトコール ― この機種で撮影する ― ③： 320列CT（Aquilion one）

するように設定される．ただし，放射線被ばく量を低減するため，マニュアルで心拍数を少なく設定し直すことも可能である．

また呼吸練習中はR-R間隔が整であっても，本スキャンになって，造影剤注入の刺激による頻脈やたまたま発生する期外収縮などにより予期せぬ早いタイミングでR波が出現する場合もある．320列CTでは撮影中に不整脈が生じても，図4③-6に示すような3つのパターンで不整脈処理または調整が行われ，明瞭な画像を得ることができる．

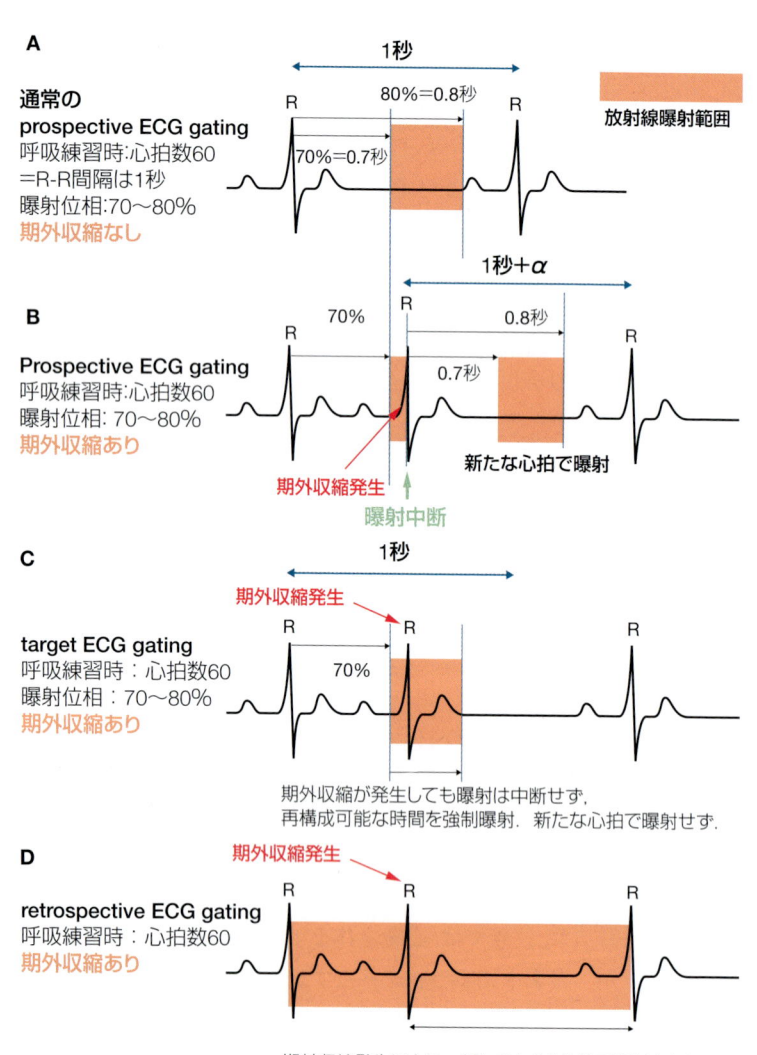

A
通常の
prospective ECG gating
呼吸練習時：心拍数60
＝R-R間隔は1秒
曝射位相：70〜80%
期外収縮なし

1秒
80%＝0.8秒
70%＝0.7秒
放射線曝射範囲

B
Prospective ECG gating
呼吸練習時：心拍数60
曝射位相：70〜80%
期外収縮あり

70%　0.8秒
0.7秒
1秒＋α
期外収縮発生
曝射中断
新たな心拍で曝射

C
target ECG gating
呼吸練習時：心拍数60
曝射位相：70〜80%
期外収縮あり

1秒
期外収縮発生
70%

期外収縮が発生しても曝射は中断せず，
再構成可能な時間を強制曝射．新たな心拍で曝射せず．

D
retrospective ECG gating
呼吸練習時：心拍数60
期外収縮あり

期外収縮発生

期外収縮発生により，新たにもう1心拍で曝射される．

4. 撮影プロトコール □■この機種で撮影する—③：
320列CT（Aquilion one）

　図4③-7に，320列CTを用いてretrospective ECG gating continuous modeで造影撮影を行った慢性心房細動症例の画像を，以前撮影した16列CT画像と比較して提示する。320列CTを用いることで，絶対的不整脈である慢性心房細動であっても明瞭な冠動脈画像が得られることがわかる。

図4③-6　320列CTを用いた不整脈症例の冠動脈評価法
パターン①　たとえば，撮影前の呼吸練習中は心拍が整で，心拍数が60/分（RR間隔が1秒）の症例に対して，prospective ECG gating modeでR-R間隔の70～80％（＝R波から0.7～0.8秒）で撮影を行うように設定する．撮影中に期外収縮が発生しなければ図4③-6Aのように撮影は完了する．しかし図4③-6Bのように，R波から70％（＝0.7秒）の地点で曝射開始後，期外収縮や頻脈により予期しない早期にR波が出現した場合，曝射を中断し，新たな心拍で再度曝射を行う．ただし予期しないR波が期外収縮の場合，次のR波までの間隔は通常より延長（1秒＋α）する．しかし曝射は呼吸練習時のR-R間隔（1秒）に基づいて期外収縮から0.7秒で開始され0.8秒で終了するため，収集されるデータは拡張末期でなく，やや早めの拡張中期のものになり，明瞭な画像が得られない可能性がある．またprospective ECG gating modeは呼吸練習時の心拍数が80/分以下でなければ作動しない．
パターン②　パターン①と同じ条件（図4③-6A）で，期外収縮が発生してもパターン①のように新たな心拍での曝射を避けたい場合にはtarget ECG gating mode（prospective ECG gating modeの一種）を選択する．このmodeはprospective ECG gatingのように呼吸練習時の心拍数の制限（心拍数80/分以下であること）もなく，図4③-6Cのように予期しない早期に期外収縮や頻脈が発生しても曝射は中断せず，再構成可能な時間を強制曝射して1心拍データで撮影は終了する．これで得られる心位相は収縮早期になる可能性もあり，冠動脈評価には適せず，心房細動症例での心内血栓の検出や造影晩期相の心筋性状評価に用いられる．
パターン③　呼吸練習時にすでに心拍数が80/分以上もしくは心房細動や期外収縮が頻発して心拍数の変動が大きい場合または四次元解析が必要な場合，retrospective ECG gating continuous modeを行うことがある（図4③-6D）．この場合，表4③-1で設定される心拍データ数よりさらに1～2心拍データを収集することになる．放射線被ばく量の低減のため，マニュアルで心拍数を少なく設定し直すことも可能であるが，実際の撮影中に想定される間隔より早いタイミングでR波が出現すると新たにもう1心拍で曝射が行われる．このmodeでは撮影後に最もR-R間隔が延長したデータを使用してhalf reconstructionを行うことで非常に明瞭な冠動脈，心臓画像を得ることができ，左室の四次元解析による機能診断等も可能となる．しかし前述のprospective ECG gating modeやtarget ECG gating modeに比べ，放射線被ばく量は増えるため，検査目的の正当性とのバランスを考慮すべきである．

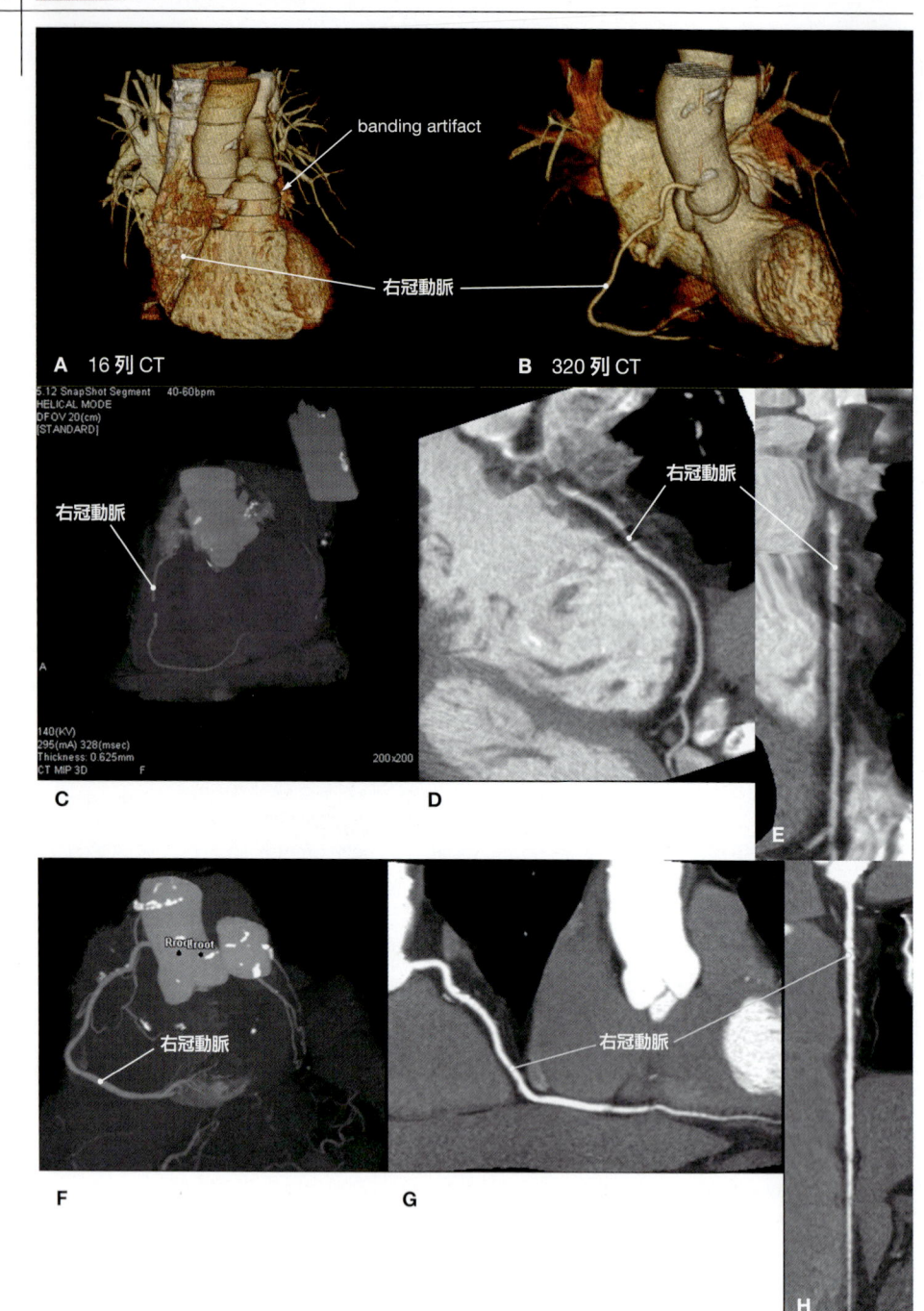

4. 撮影プロトコル□■この機種で撮影する—③：320列CT（Aquilion one）

banding artifact

右冠動脈

A 16列CT

B 320列CT

右冠動脈

右冠動脈

C　　　　　　　　　　　**D**　　　　　　　　　　　**E**

右冠動脈

右冠動脈

F　　　　　　　　　　　**G**　　　　　　　　　　　**H**

4. 撮影プロトコール□■この機種で撮影する—③：
320列CT（Aquilion one）

図4③-7 慢性心房細動症例のCT画像．16列CTと320列CTの比較
慢性心房細動の同一症例をAは100mLの造影剤を用いて16列CTで，Bは50mLの造影剤を用いて320列CTで撮影したvolume rendering画像．16列CTでは撮影中の心拍変動による段差（Banding artifact）が見られ，右冠動脈の描出も不良であるが，320列CTでは右冠動脈が明瞭に観察できる．
慢性心房細動の同一症例を100mLの造影剤を用いて16列CT（CDE）で，50mLの造影剤を用いて320列CTで撮影した（FGH）．CとF：angiographic view，DとG：curved planar reformation，EとH：stretched curved planar reformation画像である．16列CTと異なり，320列CTでは不規則なR-R間隔でありながら，体軸方向に連続した明瞭な右冠動脈の画像が観察できる．

■参考文献
1) 船橋伸禎：320列CT 新しい診断の可能性．医学のあゆみ 2009;2:229
2) Uehara M, Funabashi N, Ueda M, et al: Quality of coronary arterial 320-slice computed tomography images in subjects with chronic atrial fibrillation compared with normal sinus rhythm. Int J Cardiol (Epub 2010 Mar 16)
3) 上原雅恵，船橋伸禎：心房細動とMDCT．特集 不整脈疾患とMDCT．心CT Clinical Cardiac Computed Tomography 2010;6:85-94
4) 上原雅恵，船橋伸禎：5）320列CTを用いた慢性心房細動症例における冠動脈プラーク評価の意義 4．冠動脈プラークの評価と臨床応用．特集 MDCTによる冠動脈プラーク診断．心CT Clinical Cardiac Computed Tomography 2010; 5:77-86
5) 船橋伸禎，上原雅恵：320列CTの臨床的有用性と問題点．Clinical utilites and pitfalls of 320 slice CT for diagnosis of heart diseases. 特集 MDCTをどう臨床に活用するか？ Heart View 2010;14(7):9-21
6) 上原雅恵，船橋伸禎：1．320列CT（Aquilion ONE，東芝）．2）320列CTの特徴を活かした撮影法．特集 新世代CT．心CT Clinical Cardiac Computed Tomography 2009;創刊号:12-26
7) 船橋伸禎，上原雅恵：1．320列CT（Aquilion ONE，東芝）．3）実際の臨床．特集 新世代CT．心CT Clinical Cardiac Computed Tomography 2009;創刊号:27-39

撮影プロトコール□■この機種で撮影する—④

Definition Flash

井口信雄　榊原記念病院循環器内科

　　筆者らの施設では2009年8月にシーメンス製Definition Flashを導入し撮影を行っている。現在は，それまで使用してきたシーメンス製16列CT装置のSensation Caridiac16と2台が稼働している。

　　当施設は循環器専門病院であるため，対象疾患は冠動脈疾患，動脈瘤，急性大動脈解離，弁膜症等が中心となっており，全検査件数に対してこれらの占める比率が高い。これらのうち，高い時間分解能を要する冠動脈CT検査に関しては全例Definition Flashでの検査となっており，現時点ではDeifinition Flashはほぼ心臓専用機となっている。

　　以下，当機による検査方法を紹介しつつそれぞれのプロトコールを述べることにする。なお，Deifinition Flashはまだ世に出て間もない機器である。その機能は類稀なる優秀なものであることを日々実感しているが，撮影プロトコールもまだ確立したものではなく，われわれも試行錯誤の状態である。

A 造影剤

1. 使用造影剤：ヨード量　370mgI/mL
2. 使用量：60〜70mL
3. 注入速度：6mL/sec（症例によって加減する）
4. 生食注入：6mL/sec（注入量30mL）

なるべく高いCT値を得るため，注入速度は原則6mL/secとしている。このためラインの確保に慎重を期して，右肘静脈から18G針を用いて確保するようにしている。

B テスト造影

　　われわれの施設では，Definition Flashの導入時からtest injection法を採用している。これは，造影剤の注入速度が速く使用量が少ないため，造影剤濃度のpeakをとらえるのが難しいからである。

まず造影剤 5～7mL を用いて test injection を行う。ROI（関心領域）を上行大動脈においてその CT 値を計測し，描かれた時間濃度曲線（time-density curve：TDC）から造影剤の立ち上がり点と peak までの到達時間を予測して，造影剤注入終了時から撮像までのタイミングを決定する。なお，心機能低下があり CT 値の立ち上がりの遅い症例などでは，撮像のタイミングを遅らせなければならないが，これは経験に負うところが大きい。

C 冠動脈撮像

Definition Flash はビーム幅がさらに増加し，ピッチもより高速となり，寝台速度は最大で約 430mm/sec まで増加した。したがって，1 秒以下で胸腹部全体の撮影も可能となり，心電図非同期スキャンも可能である。しかし今回はあえて非同期スキャンの方法については割愛する。

心電図同期撮影は図 4④-1 に示すように，3 つのモードが使用可能である。症例によりこれらを使い分けることになるが，それぞれの概要を説明する。なお，モード（mode）の名称はシーメンス社で用いているものをそのまま用いることにする。

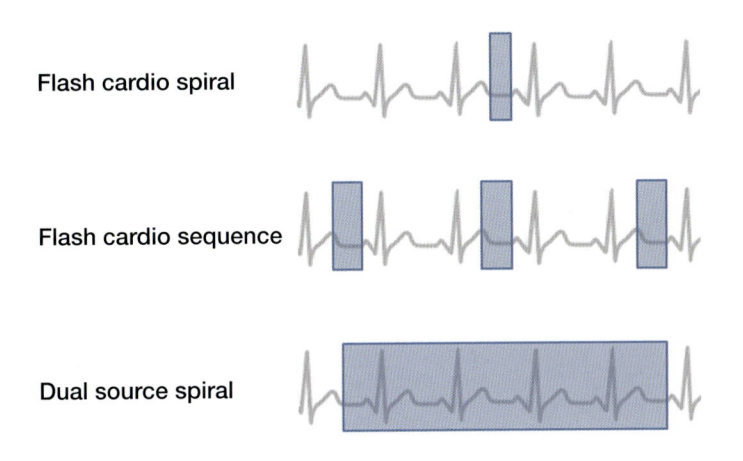

Flash cardio spiral

Flash cardio sequence

Dual source spiral

図 4④-1
撮影モードとしてこのような 3 つの方法が登録されている．これらを症例，検査の目的などによって，適宜使い分けていくことが重要である．

4. 撮影プロトコル□■この機種で撮影する—④：Definition Flash

1. Flash Cardio Spiral Mode

　2管球がそれぞれ異なる螺旋軌道を描いて撮影する方式であり，ハイピッチダブルスパイラルともいわれる。prospective gate で1心拍1心位相を用いて撮影を完了してしまうが，心拍数は 65 未満であることを必要条件とする。また撮像直前の3心拍から至適心位相に至るタイミングを予測して撮像するため，心拍数の変動が2〜3bpm以内で安定していることが求められる（図4④-2）。

　本番の撮像前に，まず Flash check と呼ばれるテストを繰り返す。これは本番の撮影と同様に息止めを繰り返し，この間の心拍を観察するもので，特に撮像直前の3心拍の心拍数とR-R間隔の安定性を確認する。これにより，このモードによる撮像が可能かどうかの自動判定も表示される。この時点でR-R間隔の変動が大きかったり，単発でも期外収縮の見られる症例は，この撮影モードを用いることは断念した方が安全である。さらに咳を頻回にしている場合や，被検者の精神状態が不安定な場合なども注意すべきである。われわれは心拍数は 60/min 以下を原則としている（しかし，造影剤の使用量よりも被ばく線量の低減を重視する症例についてはこの限りではない。もしどうしても評価困難なほどのブレが生じたとしても，1mSv 前後の被ばくであれば撮像のやり直しも検討すべきだからである）。

　この撮像方法は驚異的な低被ばくを実現でき，われわれの施設において管電圧 100kVp を用いた 57 例の実効線量は 0.94mSv であった。また image quality も十分に保たれていると考えられた。このため，経過フォローのため繰り返し冠動脈 CT 検査を必要とする症例や検査前確率が低くスクリーニング的要素の強い症例，あるいは小児例などでは，なるべくこのモードでの撮像を推奨している。

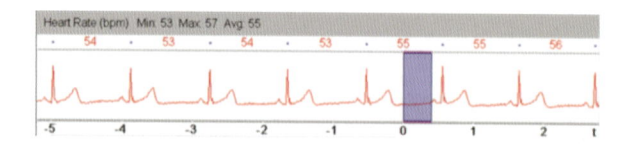

図 4④-2
1心拍で撮影を完了する．至適撮像タイミングを得るために，R-R間隔の変動の少ないことや息止めの繰り返し練習により，息止めによる変化にも注意しなければならない．

4. 撮影プロトコル □■この機種で撮影する—④：Definition Flash

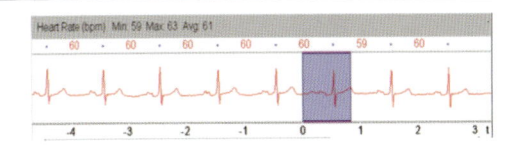

図 4④-3
まず至適心位相をとらえるように設定し，撮像範囲を前後に広げて，胸部全体をカバーできるように設定する必要がある．

なお，この Flash cardio spiral mode の中に Flash chest pain という撮影モードが用意されている。これは名前のごとく，肺塞栓や大動脈解離の除外といった胸痛患者に対するいわゆる triple-rule out を意識した撮影方法である。

具体的には Flash cardio spiral mode と同じハイピッチダブルスパイラルによる撮像方法であり，心臓撮影を至適心位相に設定した後，その前後に範囲を広げて胸部を広範囲に撮像するものである。実際にはこの撮影モードにより冠動脈バイパス術後の症例の撮影も行っているが，広範囲の撮影にもかかわらず，実効線量は 5mSv 前後に抑えることが可能である（図 4④-3）。なお，バイパスに用いるグラフトにより，その撮像の方向を変えることも工夫の一つである。通常，上から下に向かって撮像するが，右内胸動脈（RITA）をグラフトとして使用していて，その評価が必要な場合には，下から上に向かって撮像することがある。これは鎖骨下静脈の造影剤が後押しの生理食塩水によって十分にフラッシュされた状態で撮像することにより，鎖骨下動脈からの RITA の起始部も評価できるようにしたいためである。また胃十二指腸動脈（GEA）をグラフトに用いている場合，血流は下から上に向かっている。このため撮像タイミングとしては通常どおり上からの撮像とした方が，十分に造影剤が満たされた GEA を撮像することができる。

2. Flash Cardio Sequence Mode

最も低被ばくの撮影が可能な撮影モードは Flash Cardio Spiral Mode であるが，ヘリカル撮影を用いない，いわゆる Step & Shoot 方式での撮影法である Flash Cardio Sequence Mode も比較的低被ばく撮影を実現できる（図 4④-4）。90bpm 程度までの頻拍症例でも撮影可能であり，期外収縮を自動回避することもできる。また期外収縮が出たと認識した際には，その次の scan 幅は自動的に広げて設定され，至適心位相をはずさないように工夫されている

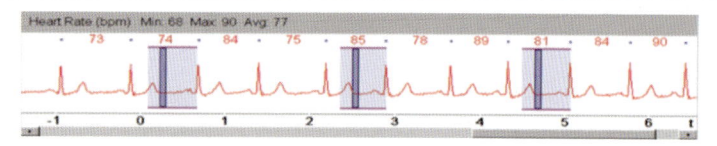

4. 撮影プロトコール　■この機種で撮影する—④：Definition Flash

図 4④-4
Step & Shoot 方式での撮影法である Flash Cardio Sequence Mode により，3 心拍からの再構成である．これによっても従来以上の低被ばく撮影を実現できる．

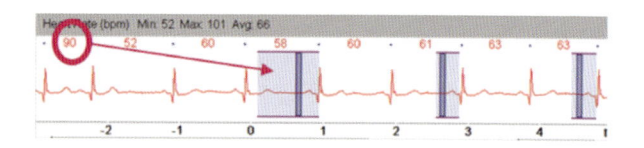

図 4④-5
期外収縮の後は，スキャン幅を広げて撮像している．これによって，至適心位相を逃すことがないように工夫されている．

（図 4④-5）。通常 3〜4 心拍での撮像となるが，期外収縮が出た場合には自動回避し，その分の次の心拍をとらえるため，期外収縮が頻発する場合には撮像時間が長くなる可能性がある。また，R-R 間隔の変動が大きな症例では，stair-step artifact（banding artifact）をきたす可能性もあり，こうした症例の撮像は避けるべきである。

　Flash 撮影以外は再構成の段階において原則として従来どおりの心位相選択が必要となる。データ収集ウィンドウは任意に設定可能であり，撮影後の再構成ウィンドウは変更可能である。なおデータ収集ウィンドウは心拍数 80 以下の症例では 60〜90％に設定し，主として拡張期での心位相を標的とするが，心拍数 80 以上の症例ではデータ収集ウィンドウを 30〜85％に広げるようにして収縮期の心位相も得られるようにしている（このため "Pulsing" は off として，このウィンドウの範囲に対しては 100％線量の照射が行われるようにしておく必要がある）。

　このモードは Step and Shoot 方式による撮像法であり，Z 軸方向でのテーブル移動に伴うアーチファクトを生じることがない。したがって，われわれの施設では比較的心拍数が抑えられている症例であっても，より高い分解能を要する径の小さなステント留置症例などでは積極的にこの撮像法を用いている。

3. DS Cardio Spiral Mode

　従来と同様のいわゆるヘリカルスキャン方法である。ピッチは Auto に設定され，直前の心拍数によって自動的に決まる。しかし，心拍変動の大きな症例や息止めをすることにより心拍数が著明に低下する症例などでは，あらかじめ予測心拍数を入力し，それに対応するピッチを自動的に決定する必要がある。

　なお本機器には Adaptive ECG-Pulsing 機能というものが用意されており，設定した心位相以外は線量を 25% まで低下させることが可能である（最少の 4% も設定することも可能であるが，その場合，心機能評価を行うことは不可能になる）。

　全心位相を撮影し，retrospective gate 法で再構成に用いる心位相のデータを選択する。被ばく線量の低減は難しいものの，75msec の時間分解能による撮影が可能であり，高心拍症例や心房細動などの不整脈症例に対しても撮影が可能である（図 4④-6）。また全位相のデータが存在するため，心機能解析や動画作成も可能となる。しかし高ピッチ撮影を行うことにより，徐脈の症例では，欠損データを生じる可能性があるため注意を要する。このため，われわれの施設においては，徐脈性心房細動などの症例では，敢えて Step & Shoot 方式である Flash Cardio Sequence Mode を用いることもある。

　撮影時の心拍数が比較的抑えられている時には，2 管球型の特徴である高い時間分解能により，1 心拍分のデータから画像再構成することができる。高心拍であっても 1 心拍からの再構成は可能であるが，われわれはより高画質で撮像することに重点をおき，心拍数が 80 以上になった場合には 2 心拍分のデータから画像再構成する分割式心拍同期画像再構成法（シーメンスでは Coronary CTA__BiSeq protocol）を用いている。このため，この時は pitch を抑えて撮像しなければならない。

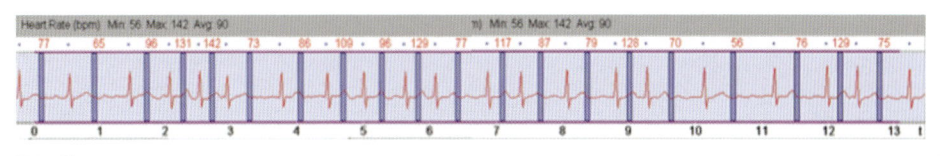

図 4④-6
高心拍，心房細動の症例であっても，冠動脈撮像が可能である．

4. 撮影プロトコール ■この機種で撮影する—④：Definition Flash

➤ Flash Cardio Spiral

Protocol	コリメーション	スライス厚	Rot	Pitch	KV	mAS	Kernel	PACS転送	WS転送
Flash Cardio Spiral	0.6mm×128	0.75mm	0.28sec	3.4	*120	*320mAs	B26 B46 (ステント)	VR, CPR MIP等	0.75mm

➤ Flash Cardio Sequence

Protocol	コリメーション	スライス厚	Rot	Pitch	KV	mAS	Kernel	PACS転送	WS転送
Flash Cardio Sequence	0.6mm×128	0.75mm	0.28sec	—	*120	*320mAs	B26 B46 (ステント)	VR, CPR MIP等	0.75mm

➤ Flash Cardio Spiral

Protocol	コリメーション	スライス厚	Rot	Pitch	KV	mAS	Kernel	PACS転送	WS転送
DS Coronary CT-A Biphase	0.6mm×128	0.75mm	0.28sec	0.17	*120	*320mAs	B26 B46 (ステント)	VR, CPR MIP等	0.75mm

＊基本的にはHRに対し適時プロトコルを選択
＊体重によってkV・mAsを適時変更

＊ 体重＜55kg　　管電圧：100kV
　 体重＞60kg　　管電圧：120kV

造影剤注入速度・注入量

造影剤370mgI/mL・4.0〜6.0mL/sec
造影剤量は体重×0.7

➡ 生理食塩水 30mL

図4④-7　筆者らの施設における冠動脈撮影プロトコール

　最後にわれわれの施設のプロトコールのまとめを図4④-7に提示する。
　以上，筆者らの施設での撮像プロトコールの概要を説明したが，被ばく低減を実現しながら診断能が高くなるような高画質を得るためには，症例ごとに状況に応じたきめ細かな設定が必要であり，われわれ医師と技師は常に最適なプロトコールを考え続けなければならない。

撮影プロトコール□■この機種で撮影する—⑤

HDCT（Discovery CT 750HD）

陣崎雅弘[1]，田波 穣[1]，山田 稔[2]，栗林幸夫[1]
1) 慶應義塾大学医学部放射線診断科　2) 慶應義塾大学医学部リサーチパーク

A Discovery CT 750HD の特徴

　2008 年 10 月に GE Healthcare が発表した Discovery CT 750HD（以下 HDCT）の特徴は，ガーネット（ざくろ石）の分子構造をシンチレータに応用した検出器にある。このガーネット検出器では X 線の発光スピードがガドリニウム系（GOE）の 100 倍，残光特性が 1/4 と大幅に向上している。この検出器を採用することにより，高速でのデータサンプリングが可能になり，1 回転あたりの view 数の向上と 1 回転の中での高速に kV を切り替えることの 2 つが可能になった。

　view 数は，従来の 64 列 CT である LightSpeed VCT と比べ，約 2.5 倍に上げることができる。従来，心臓 CT 撮影では 1 回転あたり 656view であったが，HDCT では 1662view になっている。view 数が増加すると，XY 平面における空間分解能が向上する。高速 kV スイッチングは，1 回転の中で 80kV と 140kV をそれぞれ 0.5msec 以下の曝射時間で切り替えていくことにより（図 4⑤-1），ほぼ同じ方向の投影データを持った二重エネルギー CT が可能になった。現在，二重エネルギー法は心電図同期下では使えないため，心臓 CT としての使用は高分解能化になる。

　XY 平面における空間分解能の向上率を，ファントムを用いて検討した。撮影は，Cardiac scan（ハーフスキャン）で行い，スリットファントムを画像中心（On-center）に置いた場合の視覚的評価を行った。HDCT は通常の view レートと Hi-Res モードを用いた。On-center での結果は，VCT 関しては 7lp/cm（0.71mm）まで分離して見えるのに対し HD-CT は Standard kernel を用いて 9lp/cm（0.56mm），Cardiac kernel を用いて 10lp/cm（0.50mm）まで分離可能であった[1]。すなわち，Standard kernel で 21%，Cardiac kernel で 30%向上していることになる。

　空間分解能の向上に伴うデメリットは画質の低下である。画質の低下を補

4. 撮影プロトコル□■この機種で撮影する—⑤：
HDCT（Discovery CT 750HD）

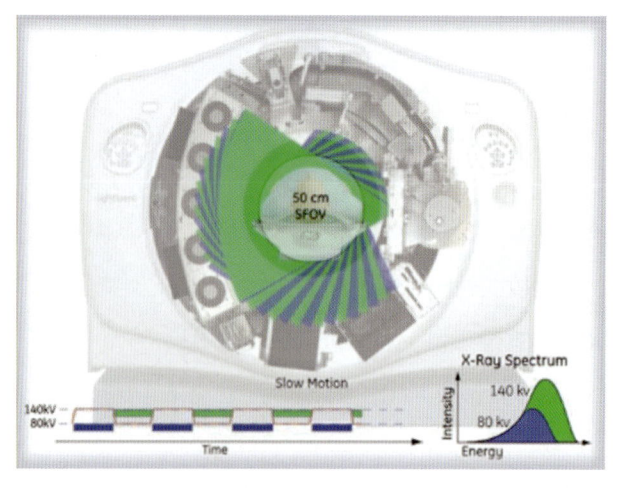

図4⑤-1　高速kVスイッチング撮影
1回転の中で，80kVと140kVが0.5msec以下の曝射時間で切り替わり，撮影が行われる．

うためには線量を増加させる必要がある．しかし，線量の増加は被ばくの増加につながるため，画像再構成を丁寧に行うことで画質の低下を補完することが考えられている．逐次近似法の考え方を応用したAdaptive Statistical Iterative Reconstruction（ASIR）という手法である．この方法は，従来の方法（Filtered Back projection）で再構成された画像に，逐次近似の手法を用いて再構成された画像を，0〜100%の範囲で任意の割合で加味するものである．すなわち，100%はASIRのみの画像で，0%は従来のFiltered Back projectionによる画像である．加味する割合は10%ステップで設定できる．

B 撮影法

1. 造影剤投与法

　　　HDCTの心臓全体の撮影時間は6〜8秒程度で，LightSpeed VCTと同等である．したがって，造影剤投与法は従来と変化はない．具体的には，冠動脈を撮影する場合，造影剤投与速度＝体重×0.07mL/sec，注入時間＝10秒，生食フラッシュ使用で行っている[2]．肺静脈の撮影では，造影剤投与速度＝体重×0.07mL/sec，注入時間＝12秒，生食フラッシュ使用で行っている．なお，撮影開始時間はTest injection法で決めている．造影剤10mLで造影剤投与速度＝体重×0.07mL/secで注入し，大動脈到達時間に3秒を足している．

4．撮影プロトコール□■この機種で撮影する—⑤：
HDCT（Discovery CT 750HD）

2．撮影条件

　　管電圧は120kVを用い，管電流はBMIに応じた換算表を作成しており（mA＝36.4×BMI－409.2），撮影した画像のSDが28程度になるようにしている。管電流の値にするとおよそ300〜600mAの範囲にほとんどの症例が入る。BMI＝20で320mA，BMI＝25で500mAに相当する。

C 再構成法

　　前述のように，空間分解能の向上に伴うデメリットは画質の低下である。画質の低下はノイズ（standard deviation：SD）の多さで表される。すなわち，SDが大きいほど画質が悪いことになる。空間分解能と画質の関係は(SD)∝(空間分解能の向上率)$^{3/2}$で表される。これによれば，30%の空間分可能が向上すると，(1.3)$^{3/2}$＝1.48の計算式より1.48倍にノイズが増加することがわかり，画質がかなり低下することになる。画質を従来と同様に保つためには，線量を増やす必要がある。線量（mA）と画質の関係は（SD）∝（1/$\sqrt{mA}$）で表される。この式から，1.48倍に増えたノイズの画像を従来の画質に戻す（SDを1/1.48の値にする）ために必要なmAは(1.48)^2＝2.2となり，2.2倍の線量が必要であることがわかる。すなわち空間分解能を30%増加させて，画質を維持するためには，2.2倍の線量が必要なことになる。

　　図4⑤-2にASIRの付加比率と画質の関係を示す。このデータは，φ20cm

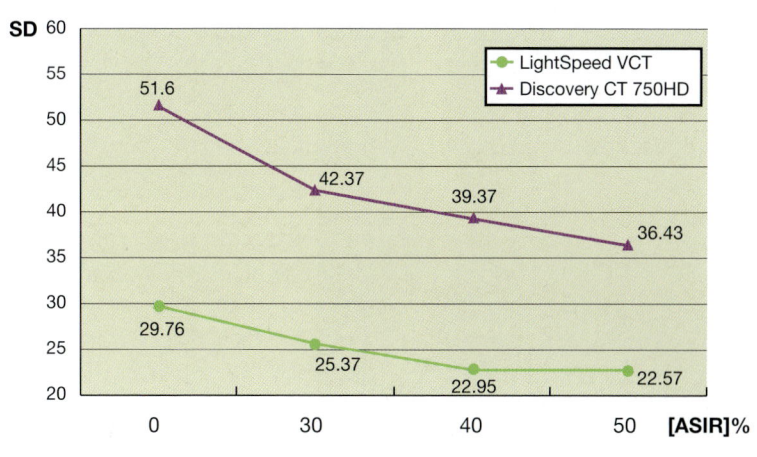

図4⑤-2　ASIRによる画質の改善

4. 撮影プロトコール□■この機種で撮影する—⑤：
HDCT（Discovery CT 750HD）

水ファントムを cardiac mode（dFOV＝20cm）で撮影し，HDCT（HiRes モード ON：view 数 1662）と LightSpeed VCT に相当する状態（HiRes モード OFF：view 数 656）に関して ASIR の付加比率を 0%，30%，40%，50%に変化させた際の水の SD を測定したものである。0%のところで，従来の撮影条件で SD＝29.8 であるものが，HD モードで撮影すると 51.6 になることがわかる。これにより SD は従来比 73%増加している。これに対し，ASIR 50%にすると SD＝36.4 まで下がり，22%ノイズ増加までに抑えられている。これにより，2.2 倍の被ばく線量増加という不利益を背負うことなく，ほぼ同等の画質を得ることが可能になっている。ちなみに，従来の撮影条件に ASIR 50%を付加しても，SD が 29.8 から 22.6 まで 24%程度低下する。線量換算すると，$1/(0.76)^2＝1.7$ となり，従来モードで撮影すれば，線量が 1.7 倍削減できることが示唆される。

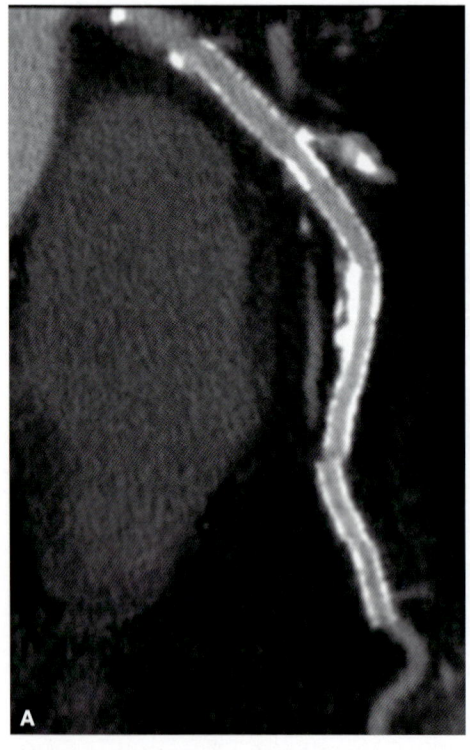

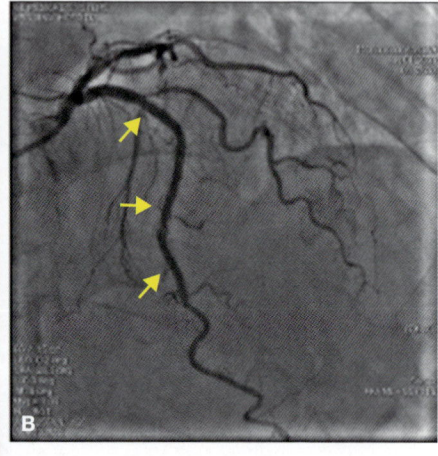

図 4⑤-3 HDCT でのステント開存像（径 3mm および 2.5mm）
A（HDCT の curved MPR 像）：冠動脈 CT にて LCX に挿入された径 3mm および 2.5mm のステントが開存していることがわかる．
B（CAG 像）：冠動脈造影にて開存が確認された（矢印）．

D HDCTの臨床的有用性

　空間分解能の向上は，心臓CTにおいては最も期待されている今後の方向性と思われる。空間分解能の向上の恩恵を最も享受するのは，冠動脈ステントではないかと思われる。64スライスCTでは，径3mm未満のステントではアーチファクトによって内腔評価が困難であることが大きな課題のひとつである[3,4]。われわれの検討では，ファントムでも内腔描出能が向上し，患者のデータでも内腔狭窄の診断能が向上している（図4⑤-3）。HDCTは今後，心電図同期化での二重エネルギーCT撮影も可能になる予定であり，さらなる新しい展開に期待が持てる。

■参考文献

1) Tanami Y, Jinzaki M, Yamada M, et al: Improvement of in-stent lumen measurement accuracy with new High-Definition CT: Comparison with conventional 64-detector row CT. an in vitro study. Int J Cardiovasc Imaging 2011, in press
2) Isogai T, Jinzaki M, Tanami Y, et al: Body weight-tailored contrast material injection protocol for 64-detector row computed tomography coronary angiography. Jap J Radiol 2011;29:33-38
3) Rixe J, Achenbach S, Ropers D, et al: Assessment of coronary artery stent restenosis by 64-slice multi-detector computed tomography. Eur Heart J 2006;27:2567-2572
4) Sheth T, Dodd JD, Hoffmann U, et al: Coronary stent assessability by 64 slice multi-detector computed tomography. Catheter Cardiovasc Interv 2007;69:933-938

5 疾患別画像の解釈―①

冠動脈狭窄，閉塞例，ステント

今井敦子　尼崎中央病院心臓血管センター

A 冠動脈狭窄

　　　SCCTガイドライン[1]では狭窄度について，定性的（表5①-1），定量的（表5①-2）の2種類を推奨している．米国心臓病学会（AHA）が定める実際のCAGでの狭窄度分類（表5①-3）のレベルでは良好な相関を示す報告が多くみられるが，現時点でのCTの空間分解能ではCAGでのQCAのような定量化は困難である．各MDCT毎の診断能は表5①-4のとおりである．狭窄度評価はMPR画像の前にAxial画像で行っておくことが望ましいが，VR画像はいわば"必要なところを選択して合成した画像"であるため，狭窄度の評価を行うことはできない．

表5①-1　推奨される定性的狭窄グレード分類

0（正常）	：	プラーク，内腔狭窄ともに認めない
1（軽微）	：	プラークを認めるも，内腔への影響はほとんどなし
2（軽度）	：	プラークを認めるも，血流を妨げる狭窄なし
3（中等度）	：	プラークを認め，血流を妨げる病変の可能性がある
4（重度）	：	プラークを認め，血流を妨げる病変が疑われる
5（閉塞）		

表5①-2　推奨される定量的グレード分類

0（正常）	：	プラーク，内腔狭窄ともに認めない
1（軽微）	：	25%未満の狭窄を伴うプラーク
2（軽度）	：	25～49%の狭窄
3（中等度）	：	50～69%の狭窄
4（重度）	：	70～99%の狭窄
5（閉塞）		

5. 疾患別画像の解釈─①：冠動脈狭窄，閉塞例，ステント

表 5①-3　CAG における AHA 狭窄度分類

狭窄度分類	狭窄度
25%	0～25%
50%	26～50%
75%	51～75%
90%	76～90%
99%	91～99%
100%	100%

表 5①-4　各列 MDCT の診断能

	検出器列数	症例数	感度	特異度	PPV	NPV
Hoffmann	16	33	70	94	58	97
Mollet	16	128	92	95	79	98
Kuettner	16	72	82	98	87	97
Nikolaou	64	72	82	86	95	97
Schuijf	64	60	85	98	82	99
Ong	64	134	82	96	79	96
Weustink	64（DSCT）	100	95	95	75	99
Leber	64（DSCT）	88	94	99	81	99
Ropers	64（DSCT）	100	92	97	68	99
Brodoefel	64（DSCT）	100	91	92	75	97
Dewey	320	30	100	94	92	100

　図 5①-1 は狭窄のある血管の例である。このように，CAG と比較した CT の狭窄病変の診断能は高い。

　石灰化や金属（ステントなど），息止め，心拍変動などのアーチファクトにより，CT での狭窄度評価が困難である症例も存在する。まず図 5①-2，5①-3 は CT で高度石灰化を認める症例である。ともに CT では全周性の高度石灰化を認め，内腔評価困難である。CAG では，図 5①-2 の症例では有意狭窄を認めない一方で，図 5①-3 の症例は石灰化部位に一致して高度狭窄を認め

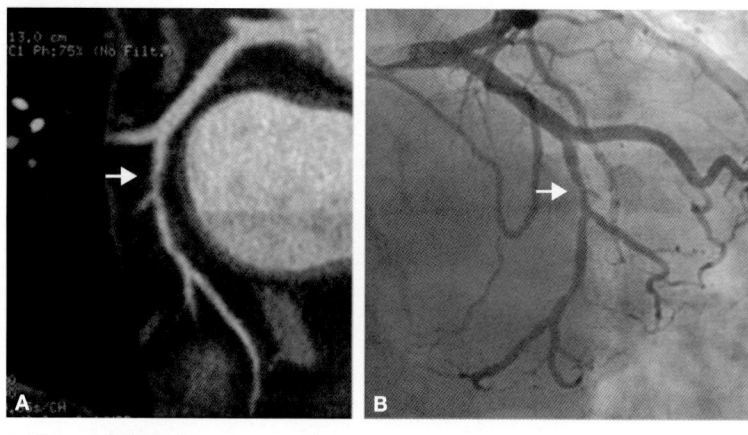

64　5. 疾患別画像の解釈—①：冠動脈狭窄，閉塞例，ステント

図 5①-1　狭窄症例

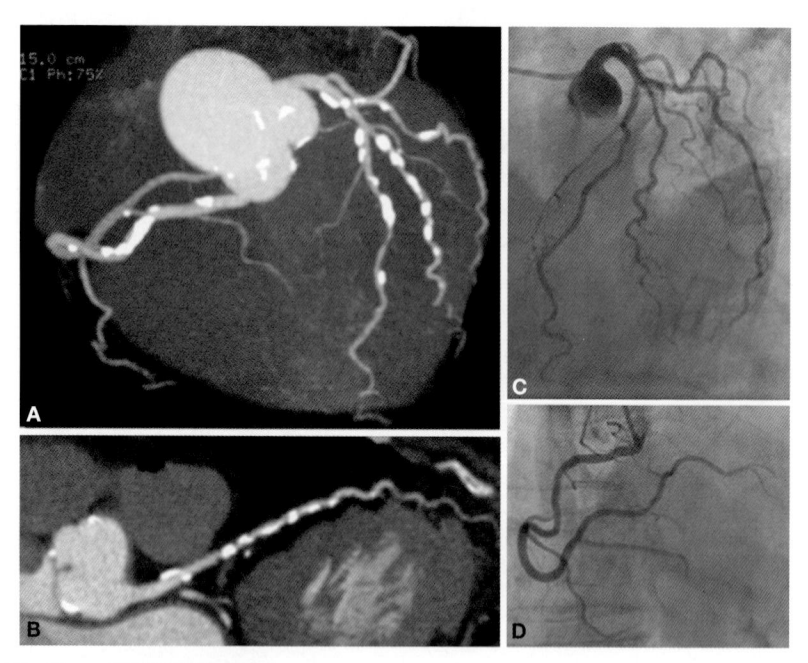

図 5①-2　高度石灰化症例 1
- **A**：angiographic view 3 枝に高度石灰化を認める．
- **B**：LAD#9 の cMPR 画像．
- **C**：左冠動脈の CAG 画像．有意狭窄を認めない．
- **D**：右冠動脈の CAG 画像．有意狭窄を認めない．

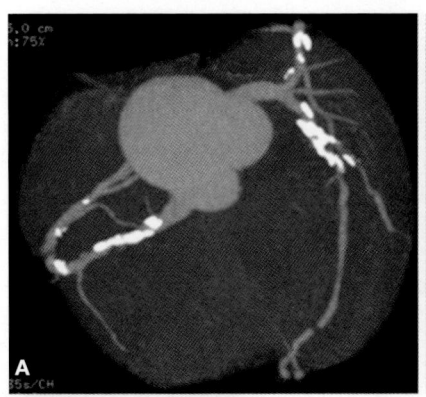

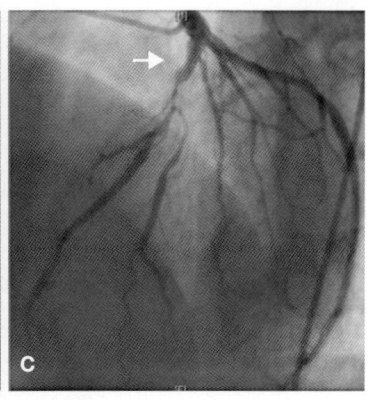

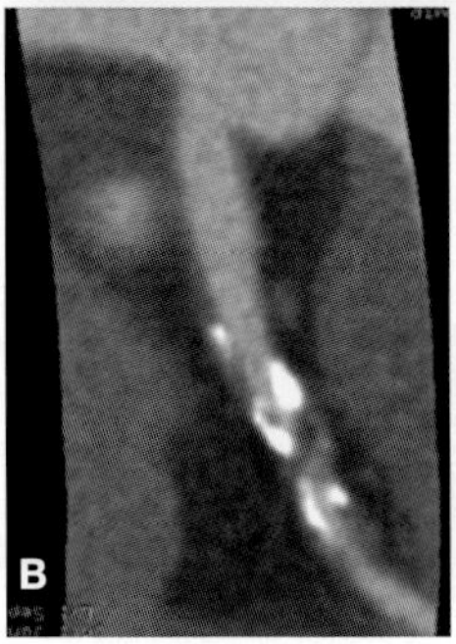

図5①-3：高度石灰化症例2
A：Angiographic view．3枝に高度石灰化を認める．
B：LADのcurved MPR画像．近位部に高度石灰化を認める．
C：CAG画像．CT上の狭窄部位に一致して高度狭窄を認める．

る．管電圧を変えた画像で石灰化を消す試みもあるが，現在のCTでは診断不能の主な原因である．

　図5①-4は偽狭窄の1例である．MPR画像で狭窄度を評価する際に，curved MPR画像作成時に血管の中心をトレースしなければ，このように偽狭窄を作ってしまうことに注意が必要である．再構成時にトレースした血管の中心線が実際の血管の中心線からずれている画像（図5①-4A）および同一症例で中心を正しくトレースし直した後の画像（図5①-4B）を示す．トレースした線が血管の中心を通っていない部位は狭窄病変のように見えてしまうが，血管中心をトレースし直すと実際は狭窄がないことがわかる．自動トレース機能を使用する際には，評価の前に正しくトレースされているかを確認する必要がある．

　図5①-5はバンディングアーチファクトによる偽狭窄である．アーチファクトの部位に一致して有意狭窄病変のように見えるが，この部位は狭窄の判定ができない．息止め不良，心拍変動の際に起こりやすいので，注意が必要である．

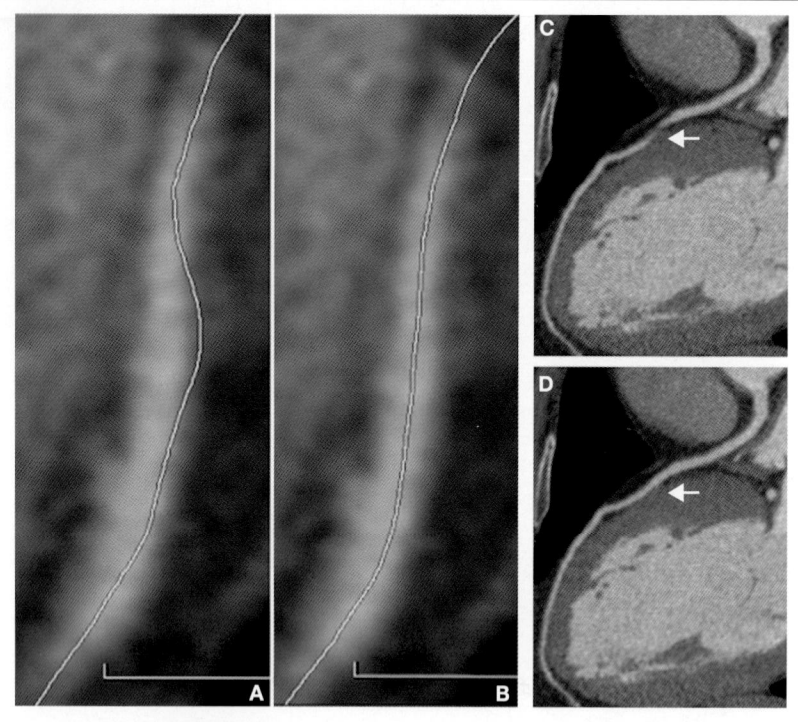

5. 疾患別画像の解釈―①：冠動脈狭窄，閉塞例，ステント

図5①-4　cMPRでの偽狭窄病変
A：血管のトレースが血管中心を通っていない．
B：同一症例で血管中心をトレースしている．
C：AのcMPR画像．血管中心をトレースしていない部位が狭窄病変のように見える．
D：BのcMPR画像．血管中心をトレースすると有意狭窄病変がないことがわかる．

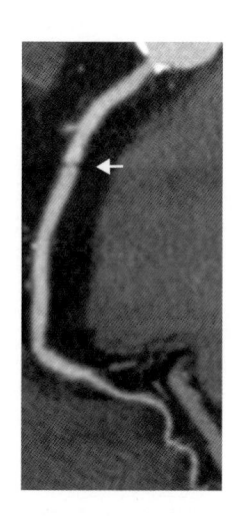

図5①-5
バンディングアーチファクトによる偽狭窄病変

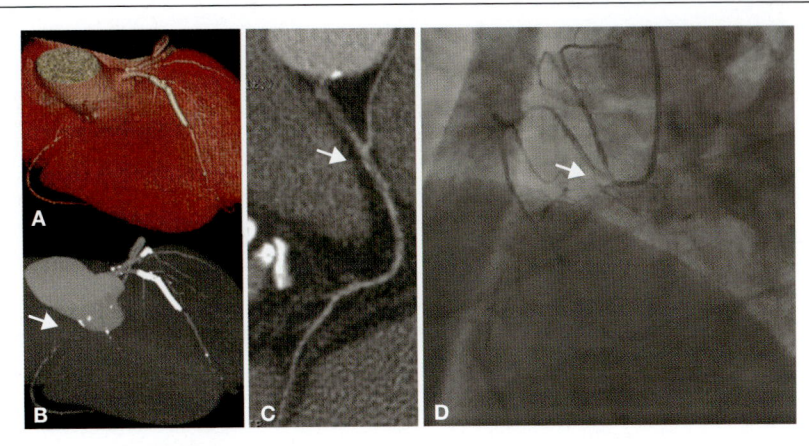

図 5①-6　完全閉塞症例
→：右冠動脈近位部から完全閉塞を認める.

B 冠動脈閉塞

　　図 5①-6 は完全閉塞病変の CT 画像および CAG 画像である。現在の MDCT の解像度では，閉塞，亜閉塞の鑑別は困難なことが多い。

C ステント

　　ステント留置病変での CT の診断能を表 5①-5 に示す。
　　現在の CT の分解能によれば，3mm を超えるステントの内腔評価はほぼ可能であるといわれる。図 5①-7 に 1 例を示す。一方，図 5①-8 に示すように 3mm 未満のステント径（A）やステントが重なっている部位（B）は，一般には内腔の評価が困難であることが多い。

表 5①-5　ステント留置病変における診断能

	検出器列数	症例数	評価可能率(%)	感度	特異度	PPV	NPV
Wykrzykowska	64	75	64	33	92	57	81
Graaf	320	89	92	92	83	46	98
Pflederer	64(DSCT)	150	90	84	95	73	97

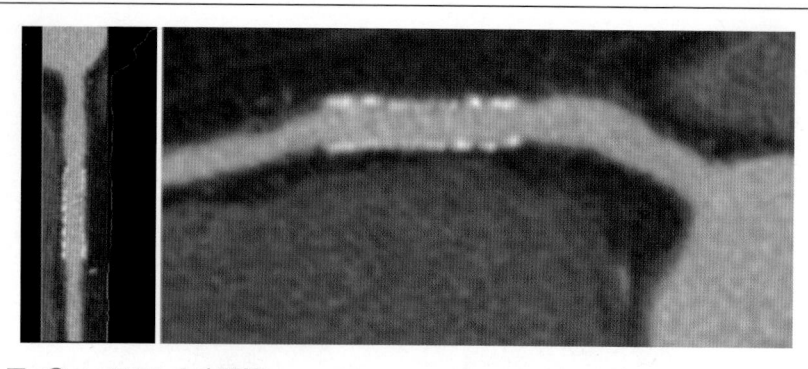

図 5①-7　ステント内評価
4mm のステントの cMPR 画像．内腔の CT 値の低下を認めず，ステント開存が確認される．

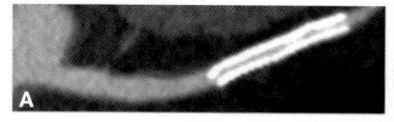

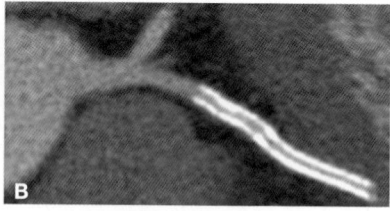

図 5①-8　CT で評価困難なステント症例
A：Lcx#12 に留置した 2.5mm のステント内腔の詳細な評価は困難である．
B：LAD に留置した 3mm，2.5mm のステントが重なった部分のステント内腔は評価困難である．

　ステント内の評価に関してはカラー表示により診断能が向上する。実際のステントのカラー画像を図 5①-9 に示す。本症例ではステント内の CT 値低下を認めステント内再狭窄を疑うが，カラー表示することで CT 値低下が視覚的により認識しやすくなる。ステント内の輝度がステント外の冠動脈の CT 値より高い場合は，金属アーチファクトが存在する。したがって，ステント遠位部が描出されることがステント内開存を証明することにはならないことに注意が必要である。

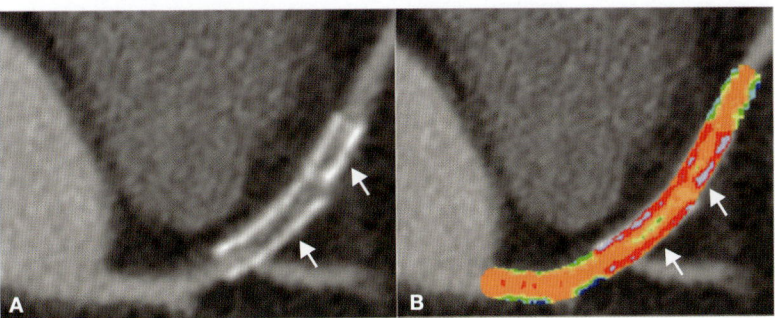

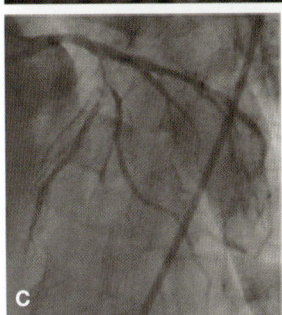

5. 疾患別画像の解釈―①：冠動脈狭窄，閉塞例，ステント

図 5①-9　ステント内カラー表示画像
A: LAD の 3.5mm ステント内に輝度低下を疑う．
B: カラー解析では CT 値低下を認める．このようにカラー表示すると CT 値低下が視覚的に認識しやすくなる．
C: CAG 画像．ステント内再狭窄を認める．

参考文献

1) Raff GL, et al: SCCT guidelines for the interpretation and reporting of coronary computed tomographic angiography. J Cardiovasc Computed Tomography 2009;3:122-136

5

疾患別画像の解釈—②

CTでみる急性冠症候群のプラーク，他モダリティとの比較

小松　誠　　尼崎中央病院心臓血管センター

　　急性冠症候群の早期診断は，循環器医にとって大きな課題である．発見が遅れれば，死亡率の高い心筋梗塞を発症するからである．病歴から急性冠症候群を疑っても，受診時に症状はなく，心電図変化がなく，血液検査正常，心エコーも左室壁運動低下なしといった場合，これまでは緊急入院して心臓カテーテル検査を行ってきた．

　　こういった場合に，緊急で心臓CTを行うと，急性冠症候群を同定することができる．外来受診当日に確定診断ができ，患者説明にも説得力が増すのである．MDCTは図5②-1のように診断戦略を変えたのである．ただ，たとえば，胸痛などの症状があり心電図上ST上昇している，トロポニンT陽性など，明らかに急性冠症候群と診断できる，あるいは強く疑う場合には，再灌流治療が第一であり，再灌流までの時間を遅らせて，心臓CTで造影剤，被ばくの侵襲を余分に与えるべきではない．

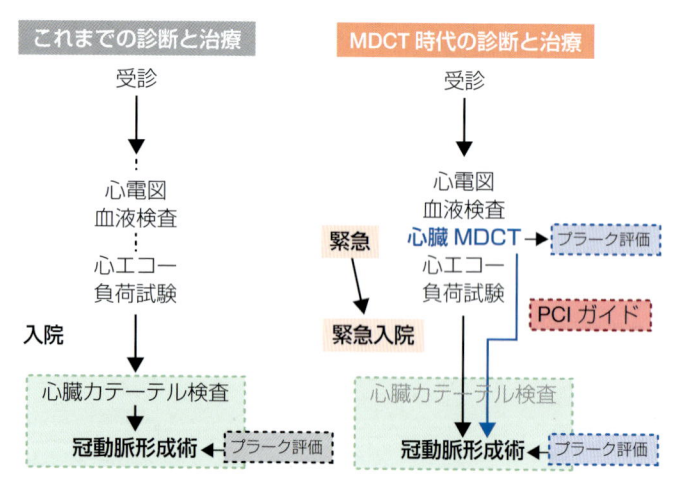

図5②-1　MDCT時代の診断戦略

5. 疾患別画像の解釈—②：
CTでみる急性冠症候群のプラーク，他モダリティとの比較

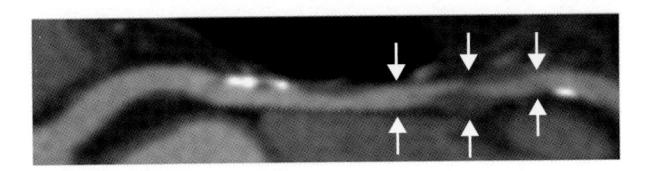

図 5②-2 ポジティブリモデリングの例

　急性心筋梗塞の約 6 割が冠動脈造影上 0～25%狭窄の部位から発症しているといわれている。75%以上の有意狭窄であったものは全体の 15%程度しかないのである。プラークが冠動脈に形成されると冠動脈は血管のポジティブリモデリング（図 5②-2）を起こし，内腔を確保しようとする。この時期の冠動脈造影ではほとんど狭窄がないかあっても軽度なことが多い。しかし，脂質が豊富で脆弱なプラーク（vulnerable plaque）の場合，ずり応力などの要因により破綻など損傷を起こしその部分に血栓を形成し，内腔を塞ぐことで急性冠症候群を急速に発症すると考えられている。分布は ruptured type が約 70%，erosion などその他の原因による non-ruptured type が 30%である。最近では，inflamed thin-cap fibroatheroma（TCFA）ともいわれ，TCFA は冠動脈イベントの 60～70%を占めるといわれている。

　心臓 CT でプラーク評価ができることを利用して，外来レベルで急性冠症候群の原因となる vulnerable plaque の構成要素を同定できる。vulnerable plaque にはいくつかの種類があるが[1]，CT で判定できる構成要素は表 5②-1 のとおりである。ポジティブリモデリングは図 5②-2 のように病変部と周囲とを比較する。リモデリングインデックスを測定する試みもあるが，まだ信頼性は十分でない。脂質に富んだプラーク（lipid-rich plaque）は CT 値から測定するが，報告は類似しているもののまちまちで（表 5②-2），各プラークは混合していることが多く，また CT 値は，CT 機器，解析機器，管電圧，造影剤の染まりなどで影響されるため，CT 値が「49HU だったから脂質プラーク」と判定することはできない。

　DSCT ではポジティブリモデリング，lipid-rich plaque，石灰化スポットのほかに破裂してできた cavity も同定できる[2]。心臓 CT で同定するプラークは IVUS や血管内視鏡の所見と高い相関がある[3]。図 5②-3 に急性冠症候群の CT と IVUS を示す。空間分解能が IVUS は 100μm であるのに比し，64 列 CT の場合 500μm，HDCT や DSCT の場合 200～300μm と IVUS に徐々に近づ

5. 疾患別画像の解釈—②：CTでみる急性冠症候群のプラーク，他モダリティとの比較

表5②-1　vulnerable plaque の同定

		MDCT	IVUS	血管内視鏡
大項目	活発な炎症			
	巨大な脂質コアを伴う薄い線維性被膜	△	○	○
	血小板凝集を伴った血管表面のびらん			○
	プラークの亀裂	○	○	○
	90％以上の高度狭窄	○	○	○
小項目	表面の石灰化結節	○	○	
	黄色度の高い黄色プラーク			○
	プラーク内出血			
	血管内皮障害			
	ポジティブリモデリング	○	○	

表5②-2　各プラークのCT値

	Non-calcified Plaque		Calcified Plaque	
	Soft/Lipid-rich	Intermediate/Fibrous	Fibrocalcific	Calcified
Schroeder, 2001	14±26	91±21	—	126±736
Schroeder, 2004	42±22	70±21	—	715±328
Rasouli, 2006	23±71	108±79	299±112	404±264

いている（図5②-4）．図5②-3は64列CTの画像であるが，PlaqueMap[3]といったカラー解析を行えば，プラークの局在診断は大まかにはIVUSと一致することがわかる．保険診療上，プラークイメージングをいくつも行えないので，CTによる評価は重要である．

　心臓CTを行っていると，偶然にポジティブリモデリング，lipid-rich plaque，石灰化スポットといった構成要素が同定されることがあるが，これだけでvulnerable plaque であると断定してよいのであろうか？　それだけではvulnerable plaque とはいえない．今後，破綻して血栓性閉塞をするとは

5. 疾患別画像の解釈―②：
CT でみる急性冠症候群のプラーク，他モダリティとの比較

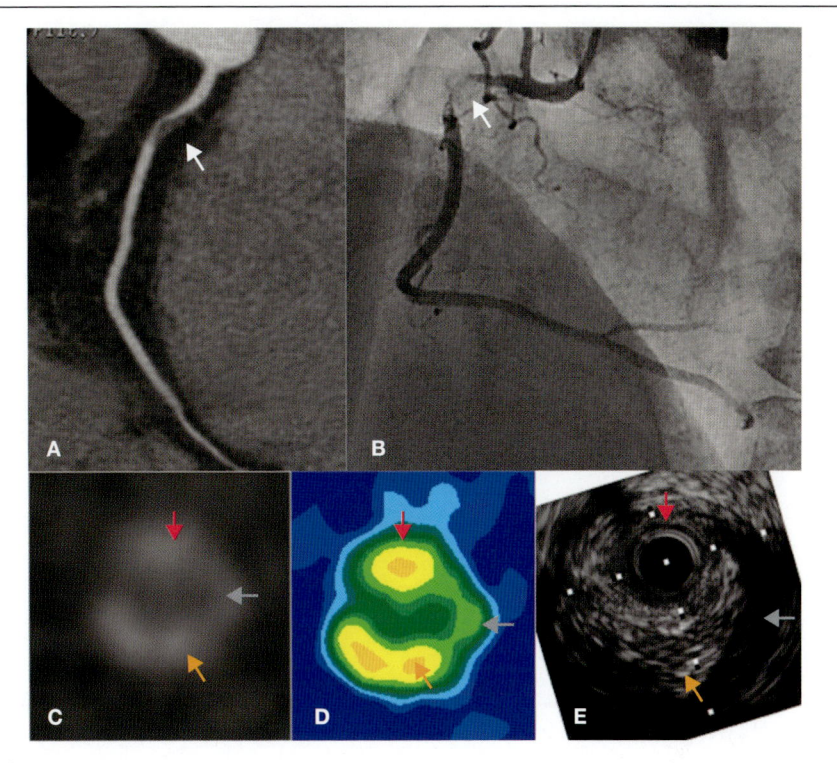

図 5②-3
A：不安定狭心症。右冠動脈の CT 像（curved MPR）.
B：同症例の CAG 像　#1 に高度狭窄を認め，ポジティブリモデリングも認める.
C：病変部の短軸像（Grayscale）
D：C の PlaqueMap
E：IVUS 像　calc（オレンジ色→）：石灰化スポット，灰色→：lipid-rich plaque，赤→：内腔

限らないからである。ソフトプラークがわかっても破綻せず経過するものもあれば，明らかな心筋壊死を起こさない無症候性のプラーク破綻もある。

　プラークに注目することができるようになったことは，心臓 CT の恩恵であるが，病歴，他検査も含め総合的に判定する必要がある。同定したプラークを IVUS や血管内視鏡といった他のプラークイメージングと常に対比して，CT で見えているものが何かを検証していく必要がある。

5. 疾患別画像の解釈—②：
CTでみる急性冠症候群のプラーク，他モダリティとの比較

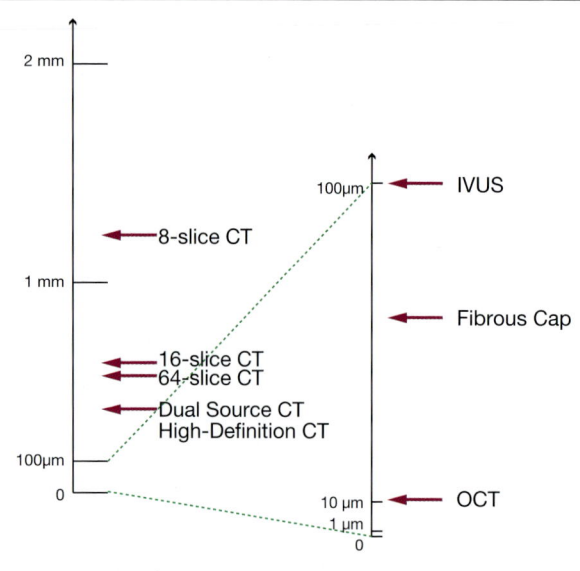

図5②-4　各プラークイメージングの空間分解能の比較

■参考文献

1) Naghavi M, Libby P, Falk E, et al: From vulnerable plaque to vulnerable patient: a call for new definitions and risk assessment strategies: Part I. Circulation 2003;108(14):1664-1672

2) Komatsu S, Danel WG, Achenbach S: Demonstration of clinically silent plaque rupture by dual-source computed tomography. Eur Heart J 2007;28(14):1667

3) Komatsu S, Hirayama A, et al: Detection of coronary plaque by computed tomography with the novel plaque analysis system "Plaque Map" and comparison with intravascular ultrasound and angioscopy. Circ J 2005;69(1):72-77

疾患別画像の解釈―③

MDCT による CABG 術後の診断

船橋伸禎　千葉大学医学部附属病院循環器内科

A はじめに

　冠動脈バイパスグラフト（coronary artery bypass graft：CABG）術を受けた症例は術後，虚血症状が再発することがあり，その機序として，グラフトの閉塞もしくは狭窄，そして非グラフト冠動脈もしくは吻合以降の遠位冠動脈の粥状硬化の進行が考えられる。侵襲的動脈造影が冠動脈，グラフトの評価のゴールドスタンダードであるが，MDCT も CABG 後のグラフトおよび冠動脈の非侵襲的評価に有用である[1]。MDCT により静脈，動脈グラフト両者とも明瞭に描出が可能となり，閉塞はもちろんやや困難とされる狭窄の評価も可能となった。両グラフトは冠動脈より動きが少なく，また石灰化が起こりにくい。特に静脈グラフトで通常血管径が 3～4mm と大きく，CT による描出は容易であるが，内胸動脈グラフトはメタルクリップによるアーチファクトや 1～2mm の径であることがあり，正確な評価はやや難しい[2]。吻合部以降の遠位冠動脈の評価は，グラフト自体の開存度や狭窄の評価よりさらに難しい。その主な理由として，特に左内胸動脈は左前下行枝の末梢に吻合されることが多く吻合部以降の遠位冠動脈の血管径が細いこと，また近位部に吻合されていても吻合以降の遠位部冠動脈に石灰化があることが多く，さらにグラフトより動きが激しいことが挙げられる。

B CABG 後の評価での CT の技術的な問題

1. 撮影範囲の拡大と造影剤量

　CABG 術後のグラフトと心臓を評価するには体軸方向に長い範囲を撮影（約 22～24cm）する必要があるが，このためには通常の心臓 CT より長い息止め時間が必要になる。4 列 CT で CABG を評価する際には 50 秒以上の息止め時間が必要であったが，16 列 CT ではやや改善され，64 列 CT になってからは薄いスライス厚を設定しても 12～15 秒で完了できるようになった。

さらに320列CTや128スライス2管球CTの高ピッチ撮影では，息止め時間をさらに短縮することができる．しかし，CABG後の評価では「本来の」Valsalva洞から冠動脈ルートと，大動脈からグラフトを通じた冠動脈ルートを造影剤が同時に満たされている状態で撮影する必要があり，造影剤量は通常の冠動脈CTよりやや多めの60～100mLが必要で，その後生理食塩水でフラッシュする．

2. 撮影方向

　　内胸動脈を使用した場合には，上縁は鎖骨から，下縁は心臓下縁であるが，胃大網動脈を使用した場合には，腹腔動脈レベルまで撮影することもある．撮影方向に際しては頭尾方向と尾頭方向の2種類がある．内胸動脈グラフトを使用した場合，大動脈から腕頭動脈，鎖骨下動脈，内胸動脈グラフトを介して吻合部の冠動脈に血流が到達する．前述のように，造影剤量が少なかったり，撮影開始のタイミングが早かったりすると，本来の冠動脈血流とグラフトからの血流の優劣関係によって，優勢でない血流の到達前に撮影が終了して，グラフト，冠動脈の開存評価に誤りが生じる可能性がある．したがって，十分に造影剤が到達してから撮影を開始するためには頭尾方向の撮影が良いとの意見もある[3]．逆に尾頭方向を肯定する意見もある．フラッシュに用いられる生理食塩水によって鎖骨下静脈，腕頭静脈のCT値が撮影後半に低減するため，尾頭方向の撮影では後半に内胸動脈グラフト近位部が撮影さ

図5③-1　右内胸動脈のCurved Planar Reformation画像
右前肘部より造影剤を注入，生理食塩水で後押しを行い，さらに尾頭方向に撮影することで，腕頭静脈，左右の鎖骨下静脈内に生理食塩水で希釈された造影剤が満たされる．その結果，鎖骨下静脈のCT値が下がることで，高いCT値によるartifactが消失，右鎖骨下動脈およびそこから起始する右内胸動脈の評価が正確に可能になる（丸山拓人，船橋伸禎：心CT Clinical Cardiac Computed Tomography 2009;3:86-95より改変）．

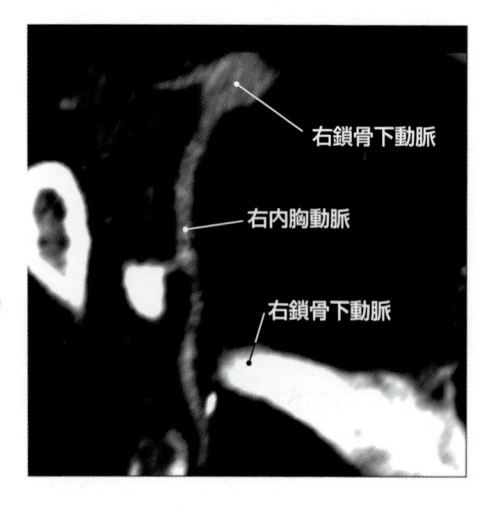

れることになり，鎖骨下動脈，内胸動脈起始部の評価が明瞭になる（図5③-1）。そのため筆者らの施設では，バイパスから冠動脈に血流が十分到達してから撮影を開始し，尾頭方向に撮影を行ってグラフト近位部，鎖骨下動脈の開存度評価も行っている[4]。

3. 心拍数と撮影モード，再構成関数

　心電図同期撮影が基本である。正常洞調律で息止めの最中に安定した65/min以下の心拍数であれば，64列もしくはそれ以上のMDCTいずれの機種でも，prospective ECG gating撮影で良好な画質を得ることが可能で，しかもretrospective ECG gating撮影と比較して80〜90%の放射線被ばく量の低減が可能である。頻脈の際にも複数の心拍データを使用して，multisector reconstructionを行うことで時間分解能に優れた画像を得ることができる。しかし，たとえば東芝の320列CT（Aquilione one）では80/分以上の頻脈や呼吸練習時で心拍変動が著明な場合，prospective ECG gating撮影はおろかretrospective ECG gating撮影のtube current dose modulation＝paddingの設定ができなくなる。

　CABG後の症例は，心機能保護も考慮し交感神経β遮断薬を日常より服用していることも多いが，それでも頻脈例や期外収縮や心房細動などの不整脈例も多く，造影剤注入負荷と息止めが加わり，撮影中に頻脈になる例も多い。呼吸練習でこのような頻脈や脈拍の変動がある症例，もしくは心機能，弁機能評価も必要であればtube current dose modulation＝paddingを使用したretrospective ECG gatingを行うこともある。さらに前述のように，CABG後の症例では動脈硬化が強く冠動脈に重度石灰化が存在することが多く，その場合には，ステント内開存度を評価するのによく使用される再構成関数"Sharp kernel"を使用するのもよい[4]。

4. 機種選定

　CABG後のグラフトおよび吻合部以降の閉塞，有意狭窄検出の診断精度は使用するCTの機種による。

　16列CTと64列CTを比較したメタ解析において（表5③-1）[5]，16列CTでは息止め時間，体軸方向への空間分解能がいくらか改善したが，約20%のグラフトが依然として評価不能であった。対して，64列CTでは動脈，静脈グラフト開存度の正確な評価が可能となったが，吻合部以降の遠位部冠動脈

表5③-1　16列CTと64列CTのCABG後のグラフト評価の診断精度のメタ解析の結果

CT	16列CT	64列CT
評価できたグラフトの割合	78%	100%
感度	96.9%	98.1%
特異度	96.4%	96.9%
陽性的中率	91.3%	94.1%
陰性的中率	98.8%	99.1%

Hamon M, Lepage O, Malagutti P, et al: Radiology 2008;247:679-686 より改変

評価では約10%で評価が不安定であった。2007年11月までに発表された64列CTによる6つの報告をまとめた350例でのグラフト毎のメタ解析[6]では、侵襲的動脈造影と比較してグラフト閉塞の検出は感度97%、特異度100%であり、グラフトの閉塞と狭窄を合わせた検出は感度98%、特異度97%であった。吻合部以降の遠位部冠動脈の評価は、小さな血管径と重度の石灰化のため、グラフト自体の評価より非常に困難であった。エアランゲン大学での報告では、50人のCABG症例でグラフトされなかった冠動脈もしくはグラフト吻合以降の遠位部冠動脈のうち、9%が重度の石灰化やmotion artifactのために評価できなかった[7]。評価可能であった冠動脈の部位のうち、有意狭窄の診断精度は78%であった。これらのデータは4列、16列CTスキャナーよりは良い成績であるが、CABG後ではない症例群での成績より劣る。

CABG術後の胸痛はグラフトや冠動脈の新規狭窄に関連がある可能性が高く、以上の理由より、CABG後の症例で64列CTを臨床で使用するには限界があり、2006年のガイドライン[8]では、CTを用いたCABG後の評価は必ずしも高くなかった（表5③-2）。

近年、320列や128スライス2管球CTでは時間分解能、空間分解能、コントラスト分解能、撮影法、画像作成法の進歩による冠動脈診断精度の改善そして放射線被ばく量の低減が達成されている。2010年のガイドライン[9]（表5③-2）によると、CTを用いたCABG後の評価について、①虚血を示唆する有症状症例への施行は2006年のガイドライン[9]の"適切かどうか不明（検査の適切性を1〜9点にして、9点満点で6点）"が"適切（同8点）"へ、②無症状で術後5年以上経過した症例への施行は2006年の同ガイドラインの"不適切（同3点）"が"適切かどうか不明（同5点）"に昇格し、その正当性

5. 疾患別画像の解釈—③：MDCT による CABG 術後の診断

表 5③-2　造影 CT を用いた心機能評価の適切性

評価目的	CT 検査の適切性（1～9 点） 2006 年ガイドライン	CT 検査の適切性（1～9 点） 2010 年ガイドライン
虚血を示唆する症状がある CABG 後のグラフト開存度の評価	適切か不明（6 点）	適切（8 点）
無症状で CABG 後の評価 （術後 5 年以内）	不適切（2 点）	不適切（2 点）
無症状で CABG 後の評価 （術後 5 年以上）	不適切（3 点）	適切か不明（5 点）

1 点（不適切）～9 点（適切）
Hendel RC, Patel MR, Kramer CM, et al: J Am Coll Cardiol 2010;56:1864-1894 より改変

が徐々に認められつつある。さらに CT データには心筋，弁，大動脈，鎖骨下動脈，胸骨などたくさんの情報が含まれており，バイパス，冠動脈の開存度評価にこれらの評価を加えることで，さらに CT 検査の正当性が認められると考える。

5. MDCT で CABG 後の評価の際の手順

最初に①volume rendering image で複雑な全体の解剖を把握する（図 5③-2～5③-4）[3]，②軸位横断面をスクロールし，multiplanar reconstruction, curved planar reformation 画像でグラフトの開存度を評価する（図 5③-3C），③グラフトの吻合部と吻合以降の冠動脈の血流を評価する，④本来の冠動脈の評価，⑤胸骨と右室前壁およびグラフトの癒着の有無（図 5③-4），⑥鎖骨下動脈（図 5③-1），大動脈と左室心筋性状，心内血栓の有無などの評価（場合により造影晩期撮影を追加），⑦retrospective ECG gating の際には，左室機能，弁機能の評価を施行する[3]。

6. 320 列 CT を用いた CABG 後の評価

—グラフトと吻合以降の遠位冠動脈の開存度　当科の成績

筆者らの施設では，64 列 CT の次世代の機種のひとつである 320 列 CT を使用している。その特徴は，多くの CT が使用している helical scan に加えて，conventional scan が可能なことである。そこで，以下に 320 列 CT を用いた CABG 後の評価の方法と初期成績を提示する。

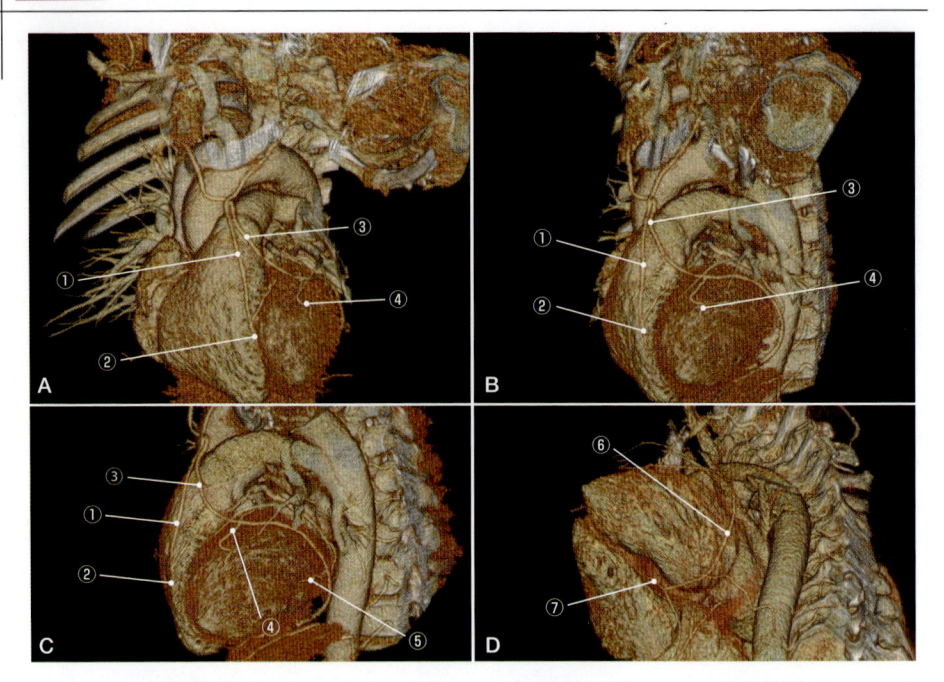

5. 疾患別画像の解釈—③：MDCT による CABG 術後の診断

図 5③-2　左内胸動脈グラフトが左前下行枝に，右内胸動脈グラフトに橈骨動脈がフリーグラフトとして吻合され，その後，第 1 対角枝，後側壁枝，右冠動脈後下行枝に順次吻合された症例の Volume rendering 画像

グラフトと吻合部，吻合以降の開存が観察される．①左内胸動脈グラフト，②左前下行枝，③右内胸動脈グラフトから吻合された橈骨動脈グラフト，④第 1 対角枝，⑤後側壁枝，⑥橈骨動脈グラフト，⑦右冠動脈後下行枝（丸山拓人，船橋伸禎：心 CT Clinical Cardiac Computed Tomography 2009;3:86-95 より改変）．

a）対象と方法

　CABG を施行した連続 31 例（男性 27 例，年齢平均 64.7 歳，合計 67 グラフト，撮影時心拍数が 66/分未満 10 例，65/分より頻脈 21 例）に 320 列 CT（Aquilion one）と侵襲的動脈造影を 2 カ月以内に施行した．CT は double volume conventional scan を HeartNAVI を使用して撮影した．内訳は左内胸動脈グラフトを左前下行枝に吻合 29 例，右内胸動脈グラフトを右冠動脈，対角枝，または左回旋枝に吻合 23 例，上行大動脈からパスポートで大伏在静脈グラフトを右冠動脈，または対角枝に吻合 14 例であった．侵襲的動脈造影所見を基準として，左内胸グラフト，大伏在静脈グラフトおよびグラフト吻合部以降の遠位冠動脈の 50% 以上の有意狭窄もしくは閉塞の感度，特異度，陽性（PPV），陰性適中率（NPV）を表示する（図 5③-5）．

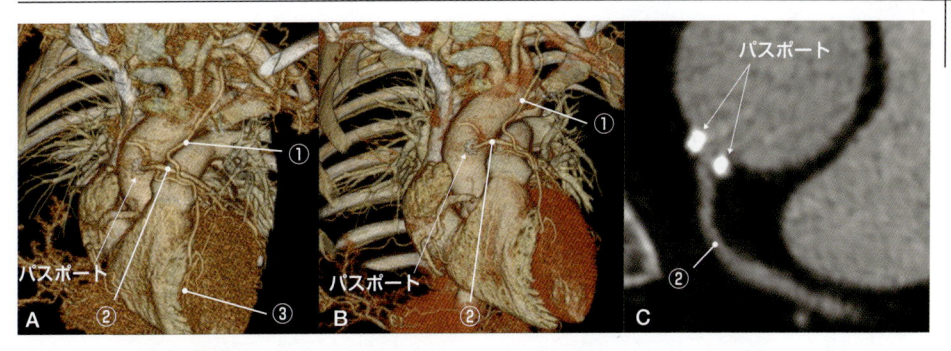

5. 疾患別画像の解釈―③：MDCT による CABG 術後の診断 | 81

図 5③-3 左内胸動脈グラフトが左前下行枝へ，大伏在静脈を使ってパスポート（静脈を大動脈に自動吻合する装置）により左冠動脈回旋枝に吻合した Volume rendering 画像（AB）と Curved planar reformation 画像（C）

パスポートの場合，通常の吻合した血管の周りに CT 値の高い構造物があり（矢頭），これらは Blooming artifact により実際より大きく描出されるため，狭窄との鑑別に注意が必要である．①左内胸動脈グラフト，②大伏在静脈グラフト，③左前下行枝（丸山拓人，船橋伸禎：心 CT Clinical Cardiac Computed Tomography 2009;3:86-95 より改変）．

図 5③-4 内胸動脈，橈骨動脈グラフトを使用した症例の Volume rendering 画像

胸骨と右室，左内胸動脈グラフト，橈骨動脈グラフトの関係が明瞭にわかる．胸骨と右室，各グラフトは癒着を起こしていない．①胸骨，②左内胸動脈グラフト，③右室，④橈骨動脈グラフト，⑤左室．

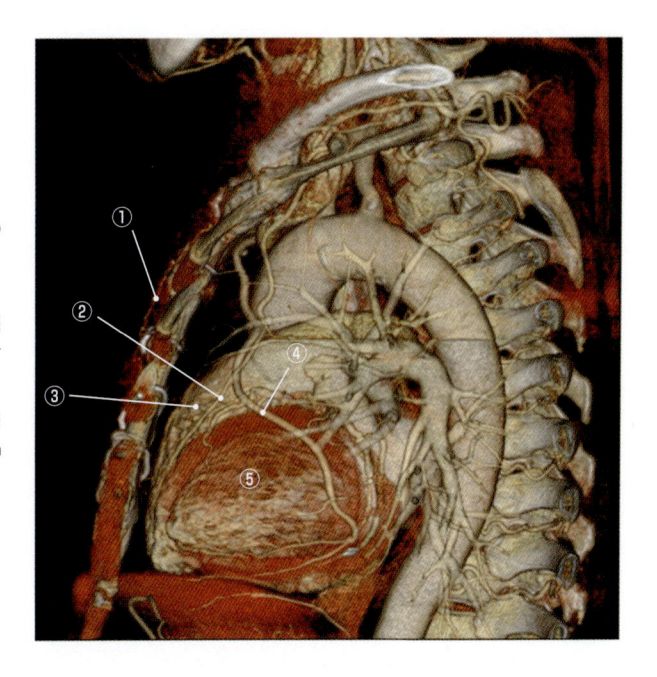

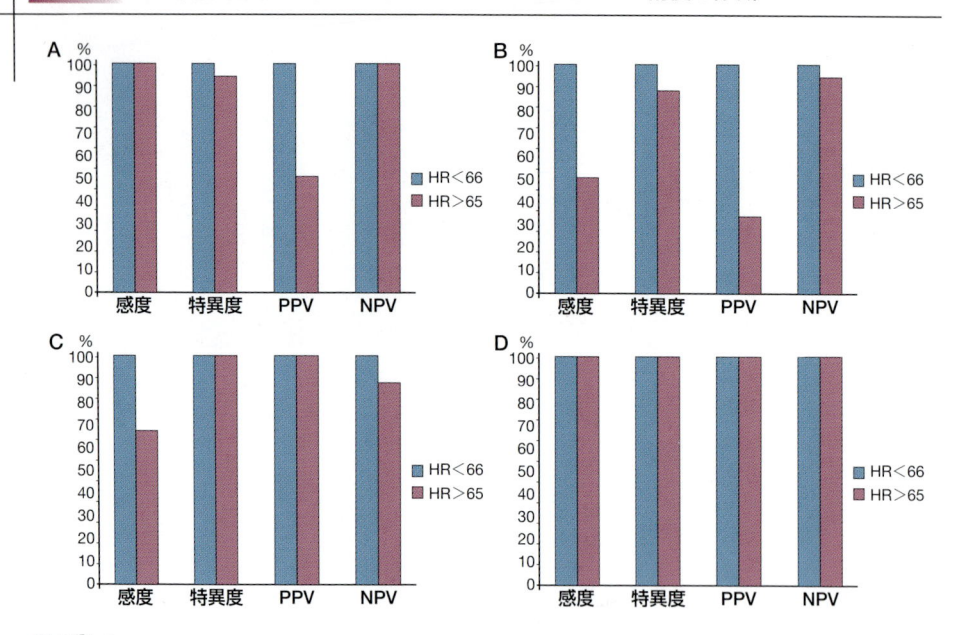

5. 疾患別画像の解釈—③：MDCT による CABG 術後の診断

図 5③-5
A：左前下行枝に吻合された左内胸動脈グラフトの開存度評価
B：左前下行枝に吻合された左内胸動脈グラフトの吻合部以降の遠位冠動脈の開存度評価
C：上行大動脈から冠動脈に吻合された大伏在静脈グラフトの開存度評価
D：上行大動脈から冠動脈に吻合された大伏在静脈グラフトの吻合部以降の遠位部冠動脈の開存度評価

b）結果と考察

　66/分未満の群であれば各値はほぼ 100%で良好であるが，65/分より多い頻脈群であれば診断精度は悪化し，特に左内胸動脈グラフトの吻合部以降の遠位部冠動脈で成績が不良であった。CT と侵襲的動脈造影の所見の不一致の原因の多くは 50%前後の狭窄部位を有意か否かでの不一致であり，極端な診断の不一致はなかった。これは 66/分以上では，①複数な心拍データより multisector reconstruction を行うが，複数の心拍の RR 間隔が完全に一致する例が少なく，冠動脈末梢では画像が異なる心位相のデータを重ね合わせることになったこと，かつ，②吻合部が左前下行枝の末梢，もしくは近位部であれば吻合部以降の冠動脈に石灰化があったことが挙げられる。そのため，禁忌がなければ撮影前に β 遮断薬などで積極的に心拍数を 65/分以下に下げるか，もしくは頻脈症例には CT での CABG 後の評価を行わないという選択肢もあると考えた。

まとめ

　MDCT の進歩とともに，MDCT を用いた CABG 後の評価は 2010 年のガイドライン[10,11)]でも，その正当性は徐々に認められてきている。しかし 320 列 CT を例にとると自検例での報告からも，65/分より多い心拍数では吻合部以降の遠位冠動脈の評価は依然として困難であり，放射線被ばく量も考えると，適応は慎重に行う方がよい。さらに CT の情報を最大限に生かし，心筋の性状評価や心内血栓の有無の評価，CABG の再手術時に胸骨正中切開が可能かどうか——すなわち胸骨と，右室前壁やグラフト自体の癒着状態の有無，内胸動脈使用時のその上流の鎖骨下動脈に狭窄病変がないかの評価，retrospective ECG gating 撮影時には心機能，弁機能評価を行うことで，症例へ有用な情報を還元すべきと考える。

■参考文献

1) Mark DB, Berman DS, Budoff MJ, et al: ACCF/ACR/AHA/NASCI/SAIP/SCAI/SCCT 2010 expert consensus document on coronary computed tomographic angiography: a report of the American College of Cardiology Foundation Task Force on Expert Consensus Documents. J Am Coll Cardiol 2010;55:2663-2699

2) Achenbach S: Computed tomography coronary angiography. J Am Coll Cardiol 2006; 48:1919-1928

3) Martuscelli E: Chapter 12. Coronary artery bypass graft. Cardiac CT Dewey M editor. Springer 2011 p171-178

4) 丸山拓人，船橋伸禎：4．経皮的冠動脈インターベンション，冠動脈バイパス術後の評価．特集 冠動脈狭窄評価の最前線．心 CT Clinical Cardiac Computed Tomography 2009;3:86-95

5) Hamon M, Lepage O, Malagutti P, et al: Diagnostic performance of 16- and 64-section spiral CT for coronary artery bypass graft assessment: meta-analysis. Radiology 2008; 247:679-686

6) Stein PD, Yaekoub AY, Matta F, et al: 64-slice CT for diagnosis of coronary artery disease: a systematic review. Am J Med 2008; 121:715-725

7) Ropers D, Pohle FK, Kuettner A, et al: Diagnostic accuracy of noninvasive coronary angiography in patients after bypass surgery using 64-slice spiral computed tomography with 330-ms gantry rotation. Circulation 2006;114:2334-2341

8) Hendel RC, Patel MR, Kramer CM, et al: ACCF/ACR/SCCT/SCMR/ASNC/NASCI/SCAI/SIR 2006 appropriateness criteria for cardiac computed tomography and cardiac magnetic resonance imaging: a report of the American College of Cardiology Foundation Quality Strategic Directions Committee Appropriateness Criteria Working Group. J Am Coll Cardiol 2006;48:1475-1497

9) Taylor AJ, Cerqueira M, Hodgson JM, et al: ACCF/SCCT/ACR/AHA/ASE/ASNC/NASCI/SCAI/SCMR 2010 appropriate use criteria for cardiac computed tomography: a report of the American College of Cardiology Foundation Appropriate Use Criteria Task Force. J Am Coll Cardiol 2010;56:1864-1894

5

疾患別画像の解釈—④

先天性冠動脈奇形，冠動脈 myocardial bridge，冠動脈瘤，大動脈炎症候群，心筋疾患

船橋伸禎　千葉大学医学部附属病院循環器内科

A 先天性冠動脈奇形

　先天性冠動脈奇形として冠動脈起始異常，冠動脈肺動脈起始症，冠動脈瘻，心内奇形を伴う二次的な異常などが挙げられる。これらは血行動態的にきわめて重要なものから，生理学的意義を有さないものまで多彩であり，小児から成人までさまざまな年代，状況で心臓超音波，MRI，CT によって診断される。CT の役割として，①解剖学的に複雑な形態異常を呈する場合，②特に乳幼児で精査が必要な場合には病状が血行動態的に重篤なことが多く，MRI を施行するには閉鎖空間に長時間静止状態に維持するのが困難であり，正確な診断のメリットが放射線被ばく，造影剤使用等のデメリットを凌駕する場合などの病態把握が挙げられる。

1. 冠動脈起始異常

　通常，右冠動脈は右冠洞，左冠動脈は左冠洞より起始するが，さまざまな起始異常のタイプが知られており，その頻度は一般人口の約 0.3～1.3％とされる[1]。現在は CT が冠動脈起始異常診断のゴールドスタンダードとされ，2010 年のガイドライン[2] でも検査の適切性が認められている（表5④-1）。

　冠動脈起始異常で最も頻度が高いのは，左前下行枝と左回旋枝が別々に左冠洞から起始するタイプ，ついで左回旋枝が右冠洞より起始し，上行大動脈基部の背面，下面より左房室間溝を走行するタイプといわれ，これらは通常は良性である[3]。左冠動脈主幹部と左前下行枝が右冠洞より起始する場合もあるが，図 5④-1 のように冠動脈が肺動脈の前方もしくは大動脈の背側を走行する場合は良性と考えられている。しかし冠動脈が大動脈と肺動脈の間を走行する場合には冠動脈硬化がなくても，大動脈，肺動脈による圧迫か，冠動脈の入口部が急峻な角度で屈曲，変形することで虚血をきたす可能性があり，臨床的に狭心症，失神，心筋虚血，心室頻拍，心停止が起こり得る[4]。こ

5. 疾患別画像の解釈—④：先天性冠動脈奇形，冠動脈 myocardial bridge，冠動脈瘤，大動脈炎症候群，心筋疾患

表5④-1 2010年のガイドライン[2)]での冠動脈の先天異常，胸部動静脈血管，心筋機能，形態評価における造影CTを用いた検査の適切性

	CT検査の適切性（1〜9点）
冠動脈の先天異常や他の胸部動静脈血管の評価	適切（9点）
複雑な形態の成人先天性心疾患の評価	適切（8点）
右室機能の定量評価	適切（7点）
不整脈源性右室心筋症が疑われる場合の右室形態評価	適切（7点）
他の非侵襲的診断機器では不十分な画像しか得られない場合の急性心筋梗塞や心不全症例の左室機能評価	適切（7点）
他の非侵襲的診断機器では不十分な画像しか得られない場合の虚血性左室収縮不全に対して血管再疎通療法を行う前の心筋の生存性評価	適切か不適切か不明（5点）
診断の第一選択として急性心筋梗塞や心不全症例の左室機能評価	不適切（2点）

1〜9点で評価：1点（不適切）〜9点（適切）（Mark DB, Berman DS, Budoff MJ, et al: J Am Coll Cardiol 2010;55:2663-2699 より改変）

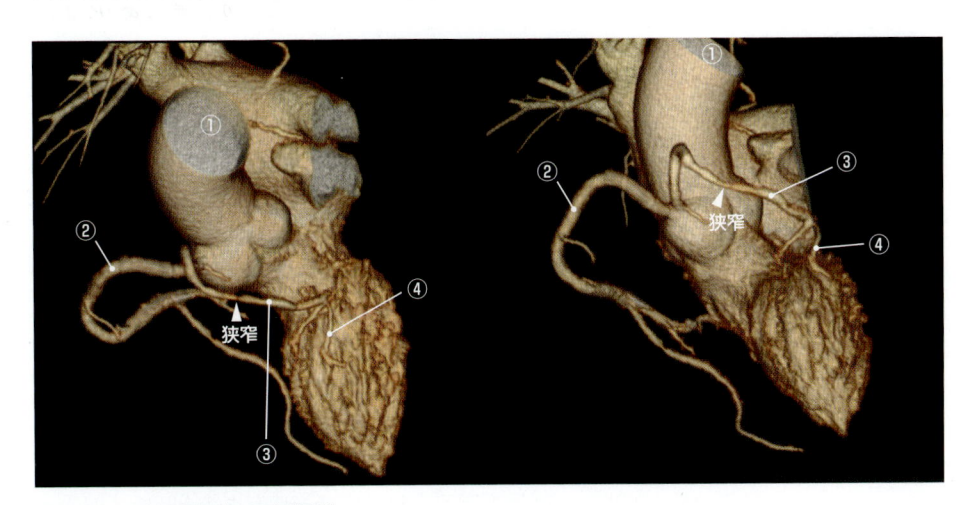

図5④-1 左冠動脈右冠洞起始
70歳代男性，狭心症を疑い，侵襲的冠動脈造影を施行，左冠動脈が造影されず，右冠動脈近傍より異常血管が造影された．CTで左冠動脈が右冠洞より起始，肺動脈幹の前方を走行し，肺動脈幹の前方部位に動脈硬化性の狭窄が観察された．本症例は動脈硬化による狭窄は観察されるが，大血管による圧排の危険性は低いと考える．①：上行大動脈，②：右冠動脈，③：右冠洞より起始する血管，④：左前下行枝（船橋伸禎，上原雅恵：心CT Clinical Cardiac Computed Tomography 2010;7:108-115 より改変）

5. 疾患別画像の解釈—④：先天性冠動脈奇形，冠動脈 myocardial bridge，冠動脈瘤，大動脈炎症候群，心筋疾患

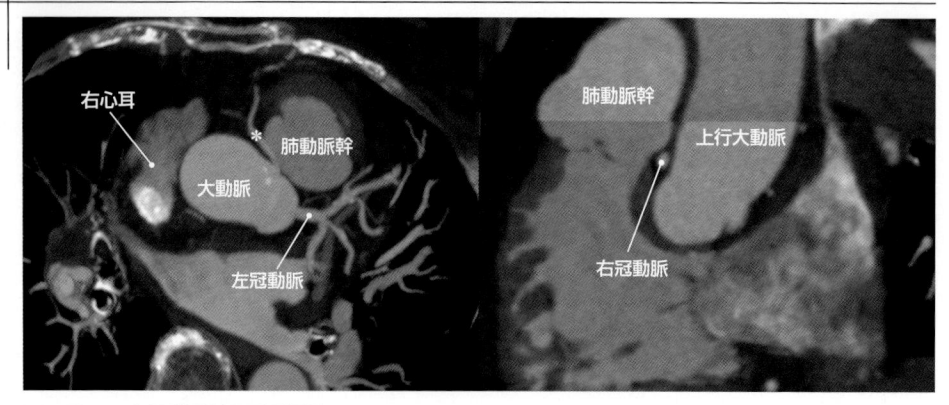

図 5④-2　右冠動脈左冠洞起始
70 歳台男性．外科手術前に CT で冠動脈評価を行った．左冠洞より起始し，上行大動脈と肺動脈幹の間を走行する右冠動脈が観察され，右冠動脈左冠洞起始と診断された．安静時では右冠動脈は両大血管に圧迫されていない．A：MIP，B：右前斜位 MPR 画像．＊：左冠洞より起始する右冠動脈（船橋伸禎，上原雅恵：心 CT Clinical Cardiac Computed Tomography 2010;7:108-115 より改変）

の場合，冠動脈入口部の大動脈からの角度，心拍動による肺動脈，大動脈による冠動脈の圧排の有無等を評価することが重要で，心電図同期 CT 撮影で収縮期，拡張期等さまざまな心位相でその形態を評価することも多い．

図 5④-2 のように，右冠動脈が左冠洞より起始して大動脈と肺動脈間を走行するタイプも比較的高い頻度で検出される．このタイプでは右冠動脈入口部の flap 様構造物による閉塞，入口部の急激な角度での屈曲，労作により右冠動脈が拡張した大動脈，肺動脈両血管に圧迫される等による虚血が発生する可能性がある[3]．ただし右冠動脈のみの障害であるため灌流域が狭く，致死的合併症の報告例も少ないため，比較的予後は良好ではないかと考えられている．本症例は右冠動脈起始部の左冠洞からの角度が急峻のため，特定の心位相で入口部が屈曲し，冠血流低下を起こす可能性もあると考え，四次元画像で評価を行ったところ，右冠動脈に対する両大血管による圧迫はなく，右冠動脈入口部も内腔が保たれていた．将来ドブタミン負荷の状態で CT を撮影し，冠動脈に対する両大血管による圧迫の程度を評価する時代もくるかもしれない．

2. Bland-White-Garland 症候群

　　肺動脈から左冠動脈主幹部が起始する場合があり，Bland-White-Garland 症候群と呼ばれる[3,5]．症状は生後数カ月頃より発育不良とともに特に授乳時に喘鳴，チアノーゼなどのうっ血性心不全徴候を呈するようになり，先天性冠動脈奇形中で最も重症な病態を提する．胎生期は動脈管が開存しており右心優位なので大動脈圧と肺動脈圧が等圧であるため，肺動脈から異常冠動脈を経て心筋へ血流供給が行われ，症状が出現しない（第1期）．生後早期では動脈管の閉鎖とともに肺動脈圧は低下し，異常冠動脈からの心筋への血液供給は低下し，最も心筋虚血を起こしやすい時期で，側副血行路が発達していなければ左冠動脈領域の心筋は虚血状態から梗塞へ移行する（第2期）．その後は右冠動脈からの側副血行が発達し，心筋は右冠動脈のみから血流を供給

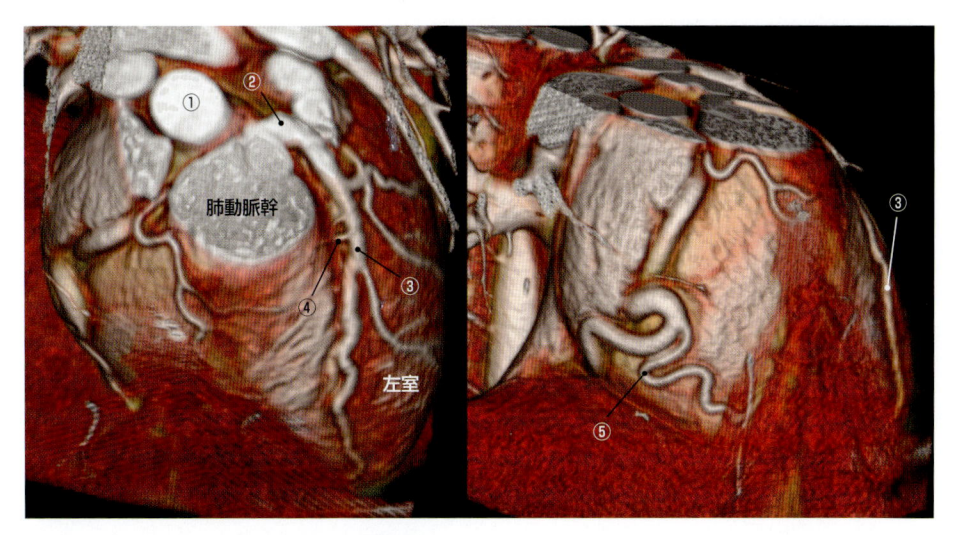

図 5④-3　Brand-White-Garland 症候群
7 歳女子，心不全症状で来院．冠動脈起始異常を疑い CT を行った．CT で右冠動脈の拡張，心室中隔における拡張した多数の中隔枝，そして拡張した肺動脈幹，そして肺動脈幹とつながる左冠動脈主幹部が観察された．侵襲的冠動脈造影でも右冠動脈を造影したところ，発達した中隔枝から左冠動脈主幹部から肺動脈幹への血流が確認され，第2期と診断された．
①：上行大動脈，②：左冠動脈主幹部，③：左前下行枝，④：拡張した中隔枝，⑤：拡張した右冠動脈（船橋伸禎，上原雅恵：心 CT Clinical Cardiac Computed Tomography 2010;7:108-115 より改変）

5. 疾患別画像の解釈—④：先天性冠動脈奇形，冠動脈 myocardial bridge，冠動脈瘤，大動脈炎症候群，心筋疾患

図 5④-4 冠動脈肺動脈瘻
60歳代女性，心雑音と胸部X線の異常陰影で来院．CTで左右の冠動脈から起始する複雑な血管網が観察される（船橋伸禎，上原雅恵：心 CT Clinical Cardiac Computed Tomography 2010;7: 108-115 より改変）．

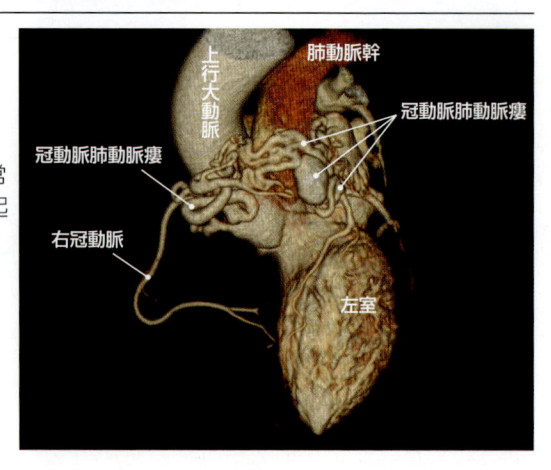

される（第3期）。成人期には側副血行が著しく発達し，左冠動脈より肺動脈への盗血が進行するようになり再び心筋虚血に陥る（第4期）。治療としては診断がつき次第，外科的に左冠動脈移植術が行われる。

3. 冠動脈肺動脈瘻

冠動脈肺動脈瘻はその頻度は決して珍しくない。図5④-4のように複雑な形態を示すが，多くの場合，短絡血液量は少なく無症状で経過する[3,6]。しかし少数例ながら冠動脈から肺動脈への短絡血流の増加により"量負荷"を起こし，肺動脈幹の拡大，うっ血性心不全，感染性心内膜炎が生じることもある。瘻の瘤状拡大の著しいものでは血栓形成や稀に破裂が生じることもあり，外科的手術やカテーテルを用いたコイル塞栓術の適応となる。心臓超音波ではこれらの複雑な解剖を描出するのは困難であり，空間分解能に優れるCTは優れた診断手段であると考える。

4. 冠動脈瘤

冠動脈瘤では後天的な疾患である川崎病や大動脈炎症候群が有名であるが，先天奇形で生じる冠動脈瘤[7]や化膿性冠動脈炎も稀ながら存在する。CTで瘤のサイズ，石灰化や壁在血栓などの冠動脈壁の性状，冠動脈内腔狭窄や他の解剖学的異常の有無，そして心筋性状の評価などに加え，上記のような背景疾患の診断も留意すべきである。

5. 疾患別画像の解釈—④：先天性冠動脈奇形、冠動脈 myocardial bridge，冠動脈瘤，大動脈炎症侯群，心筋疾患

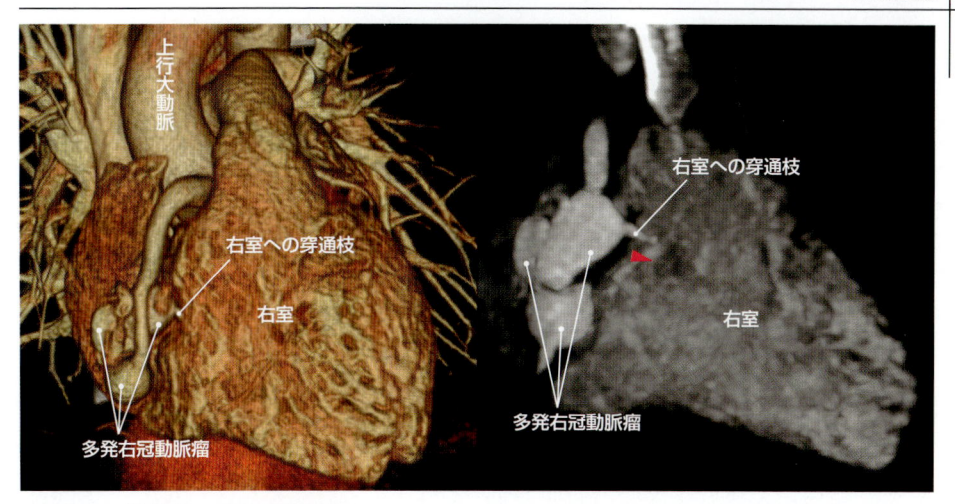

図 5④-5　川崎病による冠動脈瘤
川崎病の 6 歳男児．多発性右冠動脈瘤＋右室へ穿通している枝が観察される．その後右室へ穿通している枝を外科的に縫縮した．

図 5④-6　巨大冠動脈瘤を伴う冠動脈左室瘻
40 歳代男性．胸部 X 線で異常を呈して来院．CT で巨大に瘤化した右冠動脈が観察され，右冠動脈は直接左室に流入し，巨大冠動脈瘤を伴う冠動脈左室瘻と診断された（船橋伸禎，上原雅恵：心 CT Clinical Cardiac Computed Tomography 2010;7:108-115 より改変）．

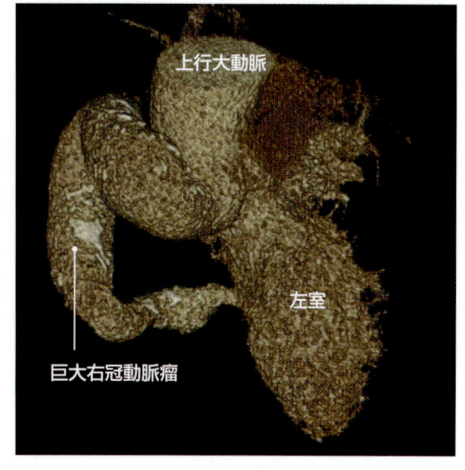

B　冠動脈 Myocardial Bridge（MB）

冠動脈 MB は，主要心外膜冠動脈が心筋内を走行するものと定義され[8]，心筋内を走行する部分はトンネル部分といわれ，左前下行枝の中央部に起こることが多い．ときに運動時にトンネル部分の冠動脈が圧迫されることで虚血を生じ，心筋梗塞や突然死と関連があったとする報告もあるが，多くは良

5. 疾患別画像の解釈―④：先天性冠動脈奇形，冠動脈 myocardial bridge，冠動脈瘤，大動脈炎症候群，心筋疾患

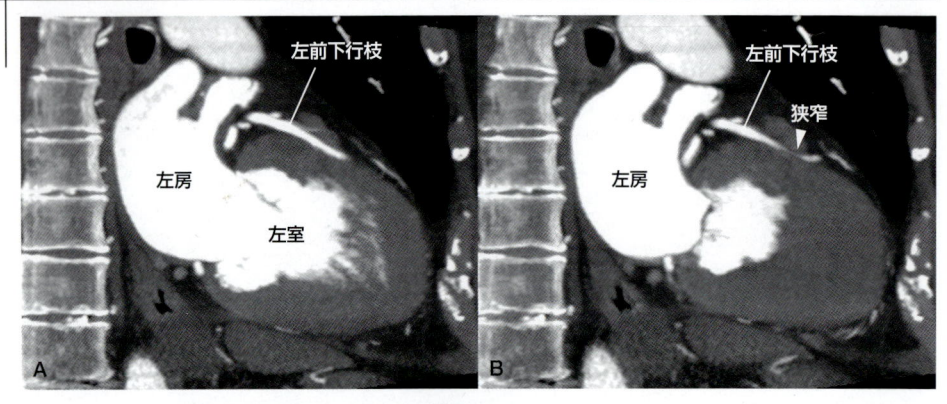

図 5④-7　心尖部肥大型心筋症における冠動脈 MB
心尖部肥大型心筋症の 40 歳代男性．CT で冠動脈評価を行った．A：拡張末期，B：収縮末期．拡張末期では左前下行枝の中間部は心筋内を走行し，内腔狭窄はなかったが，収縮末期ではトンネル部分が心筋に圧迫されていた．

性であり予後は悪くないとされる．しかし臨床的意義として，冠動脈バイパス術中に左前下行枝の MB があると，術野でトンネル部分を同定できずに手技が困難となる．また MB のトンネル部分は問題ないが，MB より中枢部に粥状硬化を高率に示すとされている．MB の CT 診断には，拡張末期と収縮末期の両方のデータの取得が望ましい．

C 大動脈炎症候群

原因不明の炎症性疾患で，大動脈およびその主要分枝に炎症を起こす．高安病，脈なし病ともいわれるように，病名からは内腔狭窄が強調されるが，病状初期は炎症による大動脈壁の肥厚が先行する[9]．CT 画像では大動脈および主要分枝の①壁の肥厚，②瘤，③石灰化，④内腔狭窄，または閉塞＋側副血行を評価する．肥厚した大動脈壁は造影晩期に中膜，外膜のみが染まるリング状の外見を呈することが知られているが，放射線被ばくを考え，必ずしも晩期撮影は必須ではないと考える．動脈が徐々に閉塞した場合には複雑な側副血管網が出現する．腹部大動脈が閉塞すると下腹壁動脈と深腸骨回旋動脈から大腿動脈に側副血行が出現することもあり，下腹壁動脈の上流には上腹壁動脈，内胸動脈，鎖骨下動脈，腕頭動脈，大動脈弓が存在するため，これらの血管の評価も必要になる．また上行大動脈および冠動脈は，心拍動の影響を受けるため心電図同期撮影が望ましい．

5. 疾患別画像の解釈—④：先天性冠動脈奇形，冠動脈 myocardial bridge，冠動脈瘤，大動脈炎症候群，心筋疾患

図5④-8 急性期大動脈炎症候群の30歳代女性
発熱と全身倦怠感で来院．血管の内腔狭窄はないが，上行大動脈に壁の肥厚が見られる．

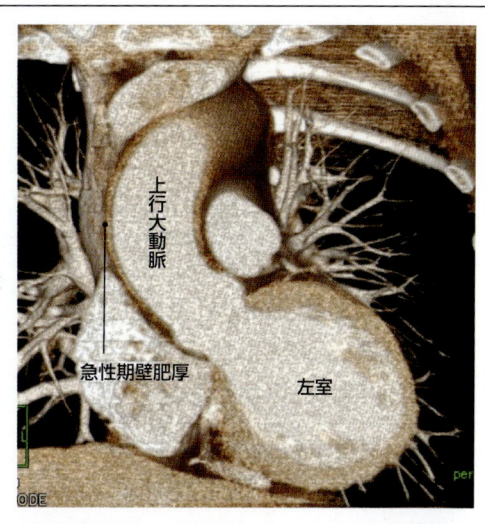

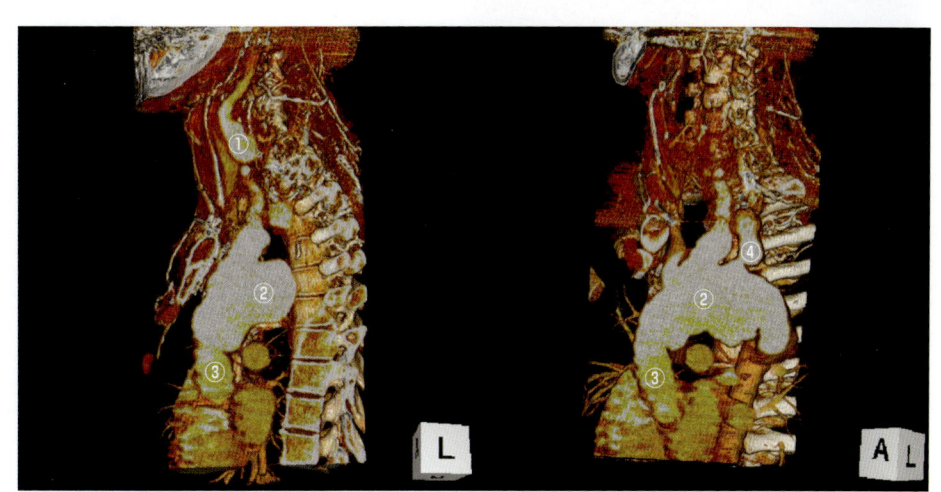

図5④-9 慢性期大動脈炎症候群の20歳代男性
多発する大動脈弓および分枝の瘤と狭窄が観察される．心電図非同期撮影のため，上行大動脈は心拍動の影響を受け正確な評価が困難である．①：左総頸動脈瘤，②：大動脈弓，③：上行大動脈，④：左鎖骨下動脈の狭窄と瘤（Funabashi N, Komiyama N, Komuro I: Heart 2003;89: 257 より改変O

図5④-10 慢性期大動脈炎症候群の70歳代女性
腹部大動脈が徐々に閉塞したため，発達した下腹壁動脈と深腸骨回旋動脈から大腿動脈への側副血行が観察される．①：発達した下腹壁動脈，②：大腿動脈，③：深腸骨回旋動脈
（Funabashi N, Asano M, Komuro I: Heart 2005;91:392 より改変）

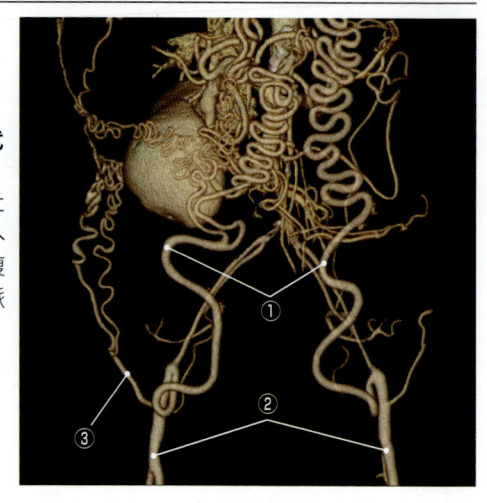

D 心筋疾患

　心筋疾患の評価の第一選択は MRI であり，2010年のガイドライン[2]（表5④-1参照）では CT による右室機能，不整脈源性右室心筋症の評価は適切とされているが，左室機能，左室心筋生存性の評価は，適切かどうかまだ結論が出ていない。しかし，①左室機能異常が心臓超音波で見つかり，虚血性心筋症の除外のために CT を用いて冠動脈を評価すること，また②重症心筋疾患で補助循環が装着されている場合に，現在国内では MRI は施行できないため，心筋評価が必要だと担当医が判断すれば CT 検査の施行は問題がないと考える。

　心筋疾患における CT 検査では，冠動脈の情報に加え，心筋壁の肥厚，菲薄化という形状評価，retrospective ECG gating 撮影では四次元画像作成により壁運動低下等の機能評価，脂肪，線維組織，炎症による浮腫などの心筋組織評価，そして血栓有無の評価も可能である。線維組織，浮腫などの間質は造影早期に低 CT 値，晩期に異常濃染を示すため，造影早期に心筋に低 CT 値領域が観察された場合に，造影剤注入後6～15分で晩期撮影を prospective ECG gating で行う[12]。一般に，造影早期における心筋の低 CT 値は微小循環の低下を示すが，肥大型心筋症や大動脈弁狭窄症，高血圧性心疾患などで心筋肥大があると，線維組織がなくても心内膜側に造影早期に低 CT 値を示すことがあり，晩期に異常濃染が認められなければ線維組織とは診断しない。

5. 疾患別画像の解釈—④：先天性冠動脈奇形，冠動脈 myocardial bridge，冠動脈瘤，大動脈炎症候群，心筋疾患

1. 肥大型心筋症，拡張型心筋症

　　肥大型心筋症や拡張相肥大型心筋症では，左室心筋内の局所線維組織は，その存在自体が心室性不整脈の起源や壁運動低下，予後につながる重要な所見である[13]。それらの報告の多くは MRI を用いているが，肥大型心筋症では CT でも明瞭に心筋内の局所線維組織を描出できる[14]。拡張型心筋症は心筋にびまん性に線維化が起こることが多く，MRI と異なり，濃度分解能に劣る CT で心筋内の局所線維組織を描出するのは困難であると考える。

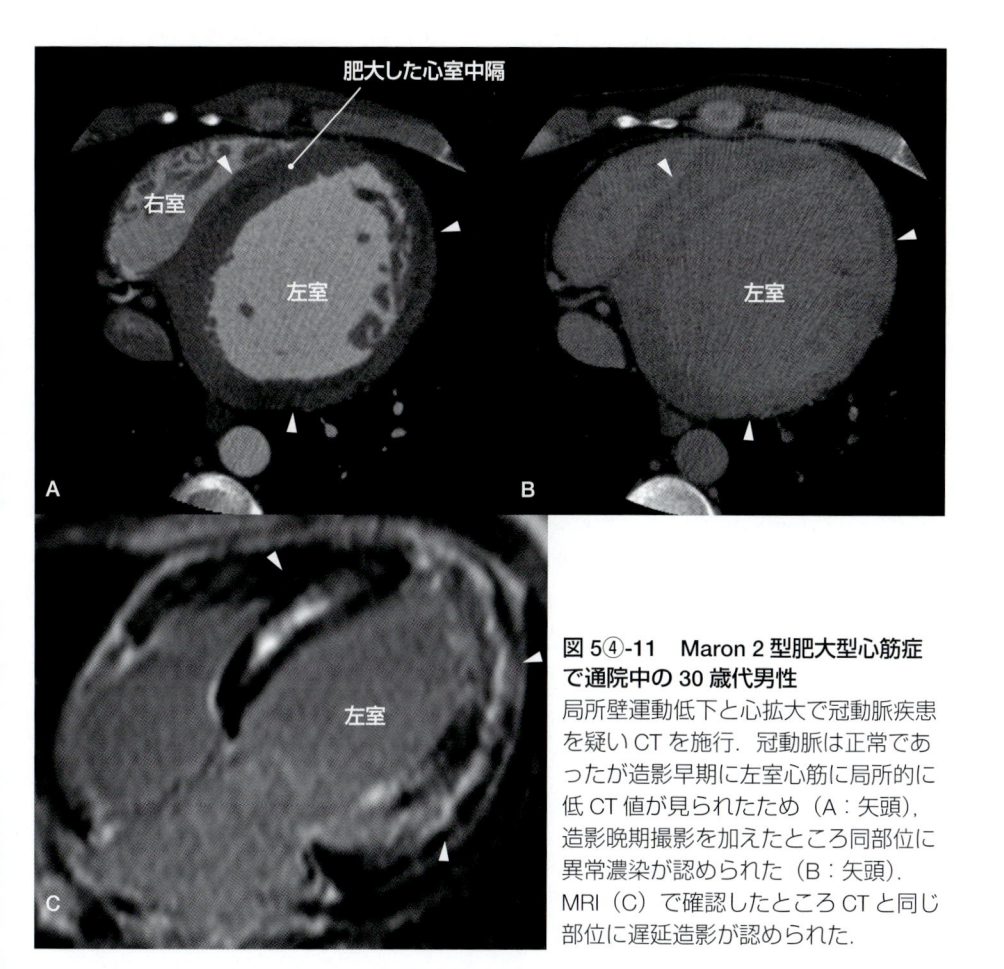

図 5④-11　Maron 2 型肥大型心筋症で通院中の 30 歳代男性
局所壁運動低下と心拡大で冠動脈疾患を疑い CT を施行．冠動脈は正常であったが造影早期に左室心筋に局所的に低 CT 値が見られたため（A：矢頭），造影晩期撮影を加えたところ同部位に異常濃染が認められた（B：矢頭）．MRI（C）で確認したところ CT と同じ部位に遅延造影が認められた．

5. 疾患別画像の解釈—④：先天性冠動脈奇形，冠動脈 myocardial bridge，冠動脈瘤，大動脈炎症候群，心筋疾患

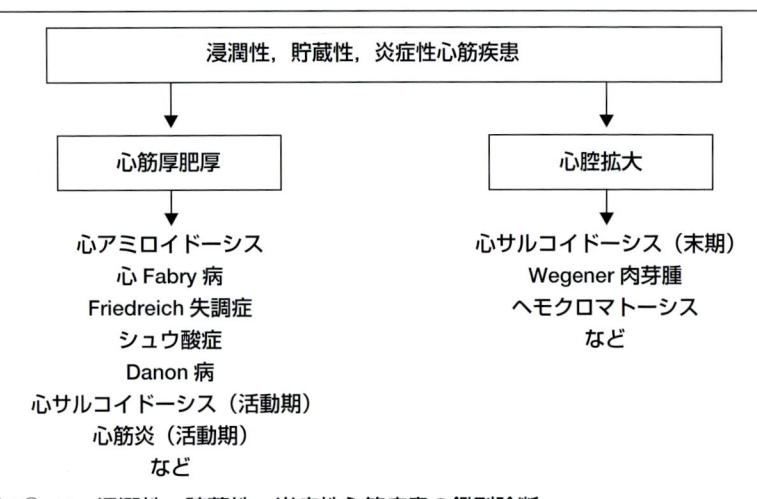

```
          浸潤性，貯蔵性，炎症性心筋疾患
                      │
           ┌──────────┴──────────┐
           ▼                     ▼
        心筋厚肥厚              心腔拡大

     心アミロイドーシス       心サルコイドーシス（末期）
       心 Fabry 病              Wegener 肉芽腫
     Friedreich 失調症         ヘモクロマトーシス
        シュウ酸症                  など
         Danon 病
    心サルコイドーシス（活動期）
       心筋炎（活動期）
           など
```

図 5④-12　浸潤性，貯蔵性，炎症性心筋疾患の鑑別診断
心筋厚肥厚と心腔拡大で，記載されたようなさまざまな疾患が存在する．

2. 浸潤病，貯蔵病，炎症性心筋疾患

その他の心筋疾患に，浸潤病，貯蔵病，炎症性心筋疾患があり，各々心筋の肥厚（wall thickening）や心筋の拡大（enlargement）が観察される。心筋肥大（hypertrophy）と肥厚は，前者が cardiomyocyte の肥大，後者は異常物質の浸潤や酵素欠損による代謝産物の貯蔵，炎症による浮腫で心筋壁の肥厚が起こるため両者は区別され，その鑑別は心電図での左室肥大の voltage criteria（V1S 波と V5R 波の高さの和）を用いることが最も容易である。

浸潤病，貯蔵病，炎症性心筋疾患のさらなる診断は図 5④-12 のように考えられる。CT ではヨード造影剤しか使用できないため，線維組織や浮腫などの間質，脂肪組織（造影早期，晩期とも同じマイナスの CT 値として表示される）は描出できるが，アミロイド等特殊物質を特異的に直接描出することはできない。

3. 心アミロイドーシス（浸潤性心筋疾患）

図 5④-13 は心アミロイドーシスの所見である。アミロイドの直接描出は困難であるが，この疾患に特徴的なアミロイド沈着による壁の肥厚が左室のみでなく[15]，右室，右房，左房にも観察されることがあり[16]，また肥厚部においてアミロイド周囲の線維組織が描出される。

5. 疾患別画像の解釈—④：先天性冠動脈奇形，冠動脈 myocardial bridge，冠動脈瘤，大動脈炎症候群，心筋疾患

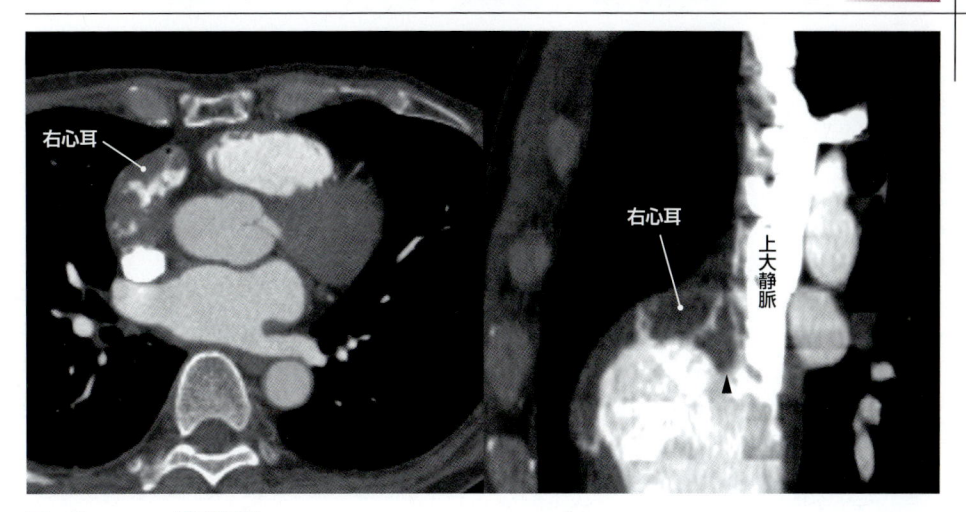

図 5④-13　60 歳代男性
息切れと易疲労感で来院，洞不全症候群の診断で来院．洞不全症候群と診断され，経胸壁心臓超音波では左室拡張不全が認められた．CT では左室後壁から心室中隔基部にかけて壁肥厚と造影早期で造影欠損，造影晩期で異常濃染が観察された．また右心耳から上大静脈への著明な壁肥厚が観察され，両者の移行部に存在する洞結節（矢頭）にも病変が及んでいると推測される．心筋生検で Congo Red 染色で左室心筋へのアミロイドの沈着が確認され，心アミロイドーシスと診断された（Narumi H, Funabashi N, Takano H, et al. Int J Cardiol 2007;119:222-224 より改変）．

4. 心 Fabry 病（貯蔵性心筋疾患）

　　Fabry 病はライソゾーム水解酵素 α-galactosidase の活性低下による先天性糖脂質代謝異常症で，X 染色体性伴性遺伝を示す．器質である cereamide trihexoside が全身の諸臓器に沈着することで障害をきたす．心臓超音波で心室中隔，左室後壁で 13mm 以上の左室心筋肥厚を呈する症例の 3％に α-galactosidase 活性の低下が認められ，低下した 7 症例のうち 5 例に心筋生検を施行したところ全例で封入体が観察され Fabry 病の診断がついたとの報告もある [17]．本疾患は cereamide trihexoside の異常沈着で心筋壁が肥厚したところに異常があると考えられていたが，図 5④-14 のように心筋線維化が進行して壁が菲薄化，壁運動低下，そして心内血栓が生じる例も報告されている [18,19]．心臓超音波などで原因不明の心筋肥厚が観察された場合には α-galactosidase 活性を測定し，この疾患の鑑別を行い，肥厚部分とともに菲薄化部分，壁運動部分の評価を行うことも重要である．

5. 疾患別画像の解釈—④：先天性冠動脈奇形，冠動脈 myocardial bridge，冠動脈瘤，大動脈炎症候群，心筋疾患

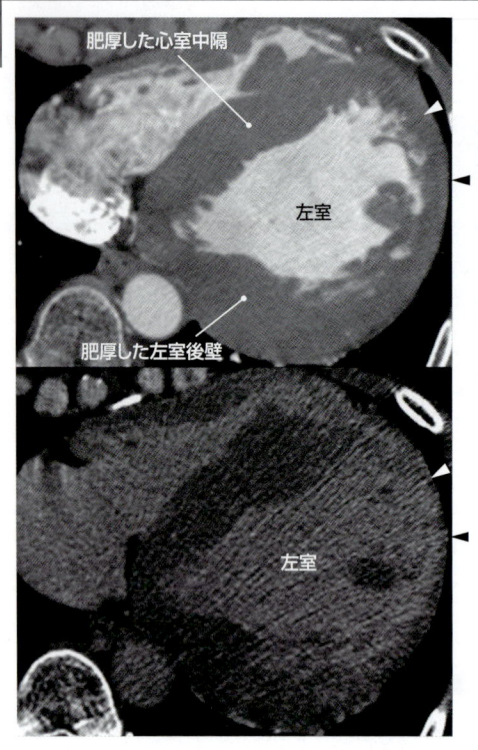

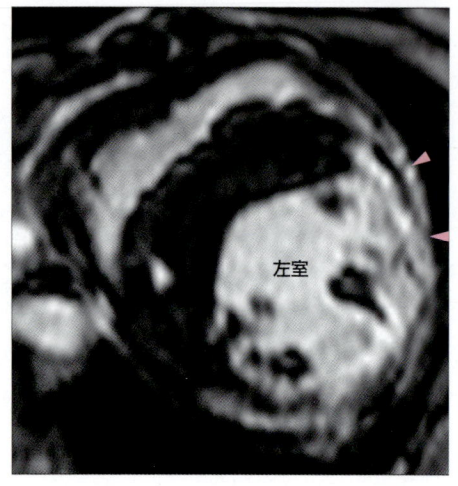

図 5④-14　心 Fabry 病の 30 歳代男性
CT の造影早期（左上図 A）に著明に肥厚した心室中隔と左室後壁が観察される．左室前側壁は菲薄化して低 CT 値（矢頭）を示す．同部位は CT の造影晩期で異常濃染（矢頭，左下図 B），MRI でも遅延造影（矢頭，右図 C）が観察される．

5. 心サルコイドーシス（炎症性心筋疾患）

　　サルコイドーシスは原因不明の全身性肉芽腫性疾患で，心病変を合併すると予後不良である[20]．心室中隔に好発し，完全房室ブロックなどの伝導障害を呈することで永久的心臓ペースメーカーの埋め込みになることも多いが，早期にプレドニゾロンを投与することで完全房室ブロックは可逆的に改善することがある．超急性期は肉芽種形成を伴った炎症性変化が主体のため図5④-15 のように左室心筋が肥厚し，同部位は造影早期で低 CT 値，晩期で異常濃染を示し，この所見もプレドニゾロン投与で改善する．逆に完全房室ブロックで対症療法として永久型心臓ペースメーカーを埋込み，心サルコイドーシスの診断がつかず，プレドニゾロンが投与されないと，左室心筋は菲薄化かつ拡大が生じる．

5. 疾患別画像の解釈―④：先天性冠動脈奇形, 冠動脈 myocardial bridge, 冠動脈瘤, 大動脈炎症候群, 心筋疾患

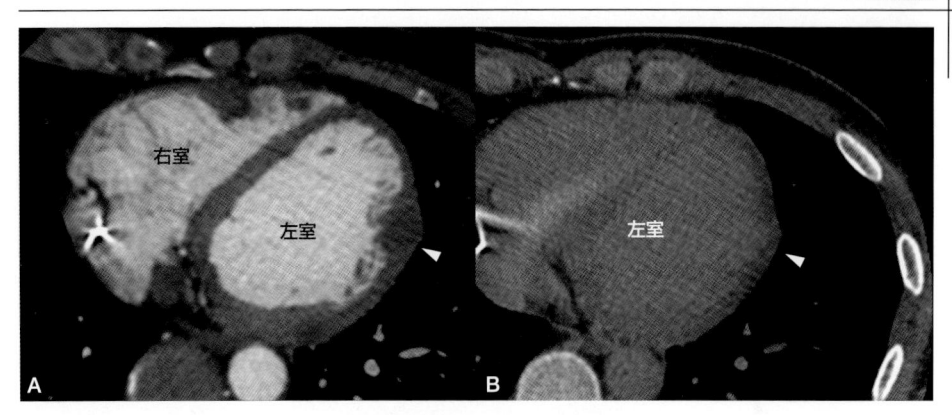

図 5④-15　永久型ペースメーカーが埋め込まれた 40 歳代男性
完全房室ブロックで入院．CT で左室前側壁に結節状に肥厚，中心部が造影早期で低 CT 値（A：矢頭），晩期で異常濃染（B：矢頭）を示し，壁運動も低下していた．生検により心サルコイドーシスと診断され，プレドニゾロン投与を開始し，3 カ月後に肥厚した心筋の壁厚は退縮した．

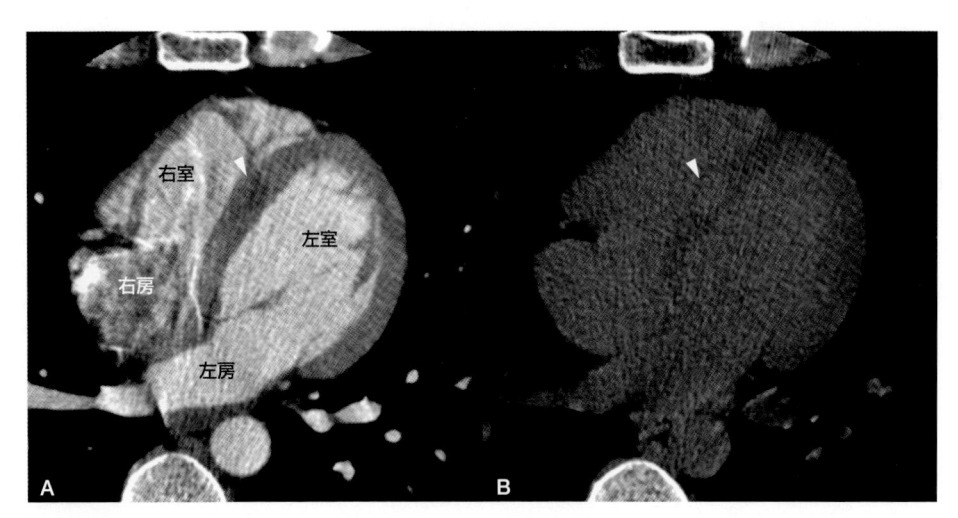

図 5④-16　30 歳代男性
感冒症状と息苦しさで来院．心臓超音波で心室中隔の壁運動の低下がみられ，心電図では特異的所見はなかった．発症から日数が立っており，緊急カテーテル検査は施行しなかった．CT で正常冠動脈を確認し，造影早期相（A）で心室中隔の中間部に低 CT 値が観察され，造影晩期撮影（B）を追加したところ，同部位に異常濃染が観察され，炎症による浮腫もしくは線維化病変が示唆される（Funabashi N, Komuro I: Int J Cardiol 2005;105:346-348 より改変）．

6. 急性心筋炎（炎症性心筋疾患）

　　急性心筋炎は，何らかの病因，多くはウイルスや細菌，自己抗体による免疫異常などにより，心筋に炎症性障害をきたし，しばしば心外膜にも炎症が波及する疾患である[21]。急性期に侵襲的冠動脈造影で冠動脈が正常であることを確認して心筋生検を行い，炎症細胞浸潤とそれに近接する心筋壊死像を病理学的に確認する。しかし何らかの事情で急性期に冠動脈造影や心筋生検，採血ができない場合，図5④-16（97頁）のようにCTで冠動脈情報に加えて，心筋性状の評価も可能である。

E その他の先天性，変性心筋疾患

1. 左室緻密化障害

　　拡張期に非緻密化層/緻密化層の厚さの比が2.3以上，もしくは収縮末期に非緻密化層/緻密化層の厚さの比が2.0以上で診断される[22]。心臓超音波やMRIが第一選択と考えるが，冠動脈評価のためにCTを施行した際に，非緻密化層が目立つ場合にこの疾患の鑑別を留意すべきである。また非緻密化層内に血栓があることがあり，造影晩期撮影を加え，血栓の評価をすることもある。

2. 不整脈源性右室心筋症

　　2010年のガイドライン[2]でもCTによる不整脈源性右室心筋症の診断は

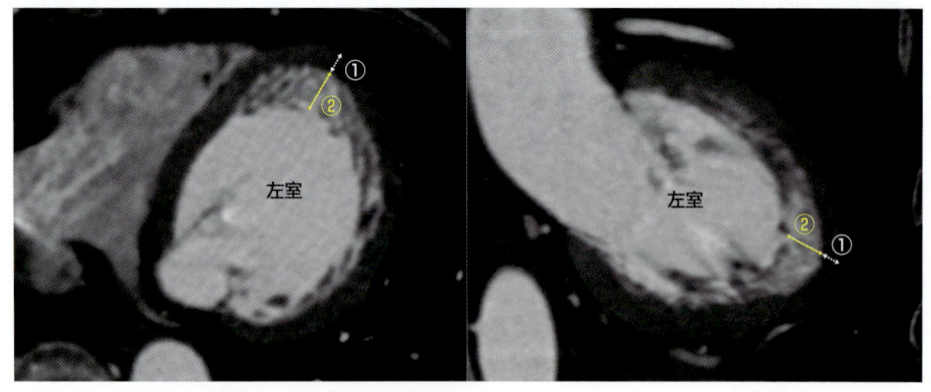

図5④-17　左室緻密化障害疑いの60歳代女性
拡張期に非緻密化層/緻密化層の厚さの比が2.3以上であった．①：緻密層，②：非緻密層

5. 疾患別画像の解釈—④：先天性冠動脈奇形，冠動脈 myocardial bridge，冠動脈瘤，大動脈炎症候群，心筋疾患

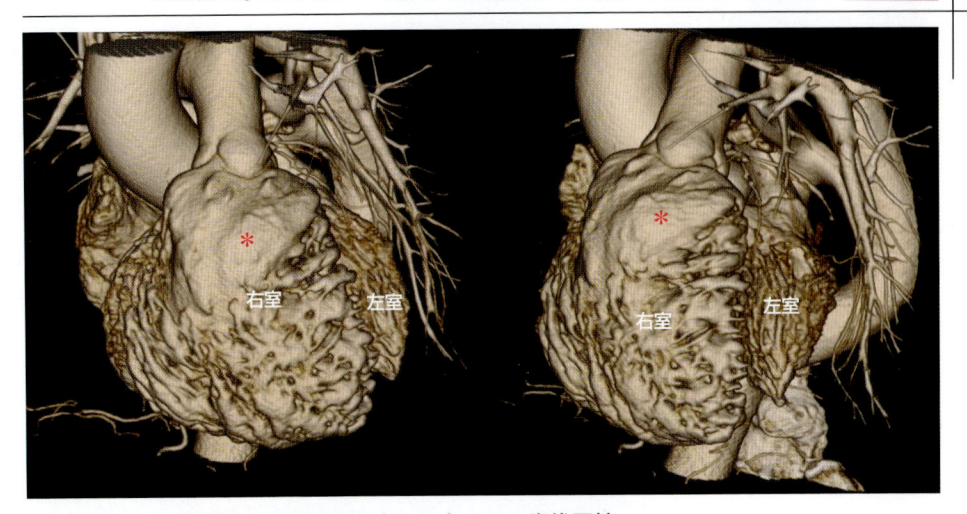

図5④-18　不整脈源性右室心筋症（ARVC）の60歳代男性
左室に比較して拡大した右室と発達した肉柱が観察される．四次元画像上では右室全体の壁運動低下に加えて，右室流出路の拡張期 bulging（膨隆）が観察できた．＊：右室流出路の拡張期の bulging（膨隆）もしくは壁運動異常（船橋伸禎，上原雅恵：Heart View 2010;14 (7):9-21 より改変）

適切とされている（表5④-1参照）．その特徴としては，右室の拡大，右室内肉柱構造の発達，右室壁，右室内肉柱，心室中隔の右室側の脂肪沈着が有名である．しかし，加齢や肥満でも右室自由壁に脂肪沈着が認められると知られており[23,24]，むしろ図5④-18のような特徴的な三次元画像，および四次元画像上での右室全体の壁運動低下に加えて，特に右室流出路の拡張期 bulging（膨隆）が診断に有用と考える．

□□□□□□□□□□□□□□□□□□□□□□□□□□□□□□□まとめ

2010年のACCF/SCCT/ACR/AHA/ASE/ASNC/NASCI/SCAI/SCMRガイドラインでは，CTによる冠動脈奇形，大動脈炎症候群，複雑な成人先天性心疾患，右室機能，不整脈源性右室心筋症の評価は適切とされているが，左室機能，左室心筋生存性の評価は，適切かどうかまだ結論が出ていない．しかし左室機能異常が心臓超音波で見つかり，虚血性心筋症の除外のために冠動脈評価を第一目的としたCT検査を行うことは問題が少ないと考える．またCTで retrospective ECG gating 撮影での四次元解析，造影晩期撮影を追加することなどでさまざまな心筋評価が可能である．

5. 疾患別画像の解釈—④：先天性冠動脈奇形，冠動脈 myocardial bridge，冠動脈瘤，大動脈炎症候群，心筋疾患

■参考文献

1) Rapp AH, Hillis LD: Clinical consequences of anomalous coronary arteries. Coron Artery Dis 2001;12:617-620
2) Mark DB, Berman DS, Budoff MJ, et al: ACCF/ACR/AHA/NASCI/SAIP/SCAI/SCCT 2010 expert consensus document on coronary computed tomographic angiography: a report of the American College of Cardiology Foundation Task Force on Expert Consensus Documents. J Am Coll Cardiol 2010;55:2663-2699
3) 船橋伸禎，上原雅恵：6）冠動脈奇形 5. 主な先天性心疾患の MDCT．特集 先天性心疾患の MDCT．心 CT Clinical Cardiac Computed Tomography 2010;7:108-115
4) 佐藤陽子，渡辺重行：冠動脈起始異常症．別冊日本臨牀．新診領域別症候群シリーズ No 5 循環器症候群（第2版）．その他の循環器疾患を含めて 2．p267-270
5) 平石泰三：左冠動脈肺動脈起始症（Brand-White-Garland 症候群）．別冊日本臨牀．新診領域別症候群シリーズ NO 5 循環器症候群（第2版）．その他の循環器疾患を含めて 2．p284-287
6) 上松正郎：冠動静脈瘻．別冊日本臨牀．新診領域別症候群シリーズ No 5 循環器症候群（第2版）．その他の循環器疾患を含めて 2．p263-266
7) Funabashi N, Asano M, Komuro I: Right coronary artery aneurysm with fistula to left ventricle: Multislice CT appearance. J Thorac Imaging 2006;21:63-65
8) Achenbach S: Coronary anatomy for interventionalists. Revisiting cardiac anatomy. A computed-tomography-based atlas and reference. Saremi F (eds). Wiley-Blackwel. 2010. p162-178
9) Yamazaki M, Takano H, Miyauchi H, et al: Detection of Takayasu arteritis in early stage by computed tomography. Int J Cardiol 2002;85:305-307
10) Funabashi N, Komiyama N, Komuro I: Multiple cystic aneurysms in aortitis demonstrated by three dimensional volume rendering images of multislice computed tomography. Heart 2003;89:257
11) Funabashi N, Asano M, Komuro I: Multislice computed tomography of the abdominal aorta in a patient with Takayasu's arteritis reveals malformation of collateral arteries and occlusion of abdominal aorta. Heart 2005;91:392
12) 船橋伸禎，上原雅恵：1）心筋症の評価．3．各種心疾患評価．特集 MDCT で心臓を診る．冠動脈イメージングを越えて MDCT を活かす．心 CT Clinical Cardiac Computed Tomography 2010;4:45-55
13) Shimizu I, Iguchi N, Watanabe H, et al. Delayed enhancement cardiovascular magnetic resonance as a novel technique to predict cardiac events in dilated cardiomyopathy patients. Int J Cardiol 2010; 142:224-229
14) Funabashi N, Yoshida K, Komuro I: Thinned myocardial fibrosis with thrombus in the dilated form of hypertrophic cardiomyopathy demonstrated by multislice computed tomography. Heart 2003;89:858
15) Mikami Y, Funabashi N, Kijima T, et al: Focal fibrosis in the left ventricle of subjects with cardiac amyloidosis evaluated by multislice computed tomography. Int J Cardiol 2007;122:72-75
16) Narumi H, Funabashi N, Takano H, et al. Remarkable thickening of right atrial wall in subjects with cardiac amyloidosis complicated with sick sinus syndrome. Int J Cardiol 2007;119:222-224

17) Nakao S, Takenaka T, Maeda M, et al: An atypical variant of Fabry's disease in men with left ventricular hypertrophy. N Engl J Med 1995;333:288-293
18) Hasegawa H, Takano H, Shindo S, et al: Transition from left ventricular hypertrophy to massive fibrosis in the cardiac variant of Fabry disease. Circulation 2006;113:e720-721
19) Funabashi N, Toyozaki T, Matsumoto Y, et al: Myocardial fibrosis in Fabry disease demonstrated by multislice computed tomography: Comparison with biopsy findings. Circulation 2003;107:2519-2520
20) 森本紳一郎，植村晃久，加藤靖周，ほか：心臓サルコイドーシス．別冊日本臨牀．新診領域別症候群シリーズ　No 6　循環器症候群（第2版）．その他の循環器疾患を含めて 3. p120-127
21) Funabashi N, Komuro I: Focal myocardial fibrosis and edema in acute myocarditis demonstrated by multislice computed tomography. Int J Cardiol 2005;105:346-348
22) Jenni R, Oechslin E, Schneider J, et al: Echocardiographic and pathoanatomical characteristics of isolated left ventricular non-compaction: a step towards classification as a distinct cardiomyopathy. Heart 2001;86:666-671
23) Hori Y, Funabashi N, Uehara M, et al: Positive influence of aging on the occurrence of fat replacement in the right ventricular myocardium determined by multislice-CT in subjects with atherosclerosis. Int J Cardiol 2010;142:152-158
24) Imada M, Funabashi N, Asano M, et al: Epidemiology of fat replacement of the right ventricular myocardium determined by multislice computed tomography using a logistic regression model. Int J Cardiol 2007;119:410-413
25) 船橋伸禎，上原雅恵：320列CTの臨床的有用性と問題点．Clinical utilites and pitfalls of 320 slice CT for diagnosis of heart diseases. 特集　MDCTをどう臨床に活用するか？　Heart View 2010;14(7):9-21

被ばく量の意味と減少させる工夫

宮地和明　尼崎中央病院画像診断部門

A 放射線被ばくの基礎知識

1. 単位について

1. **照射線量 R（レントゲン）**［C/kg–air（クーロン毎キログラム空気）］：ある場所の X 線や γ 線の量を，それらが空気を電離する割合で表した単位。1 レントゲンは 1Kg の空気の中に約 1.6×10^{15} 個の自由電子を作るような X 線や γ 線に相当する。電気量で表すと 2.58×10^{-4} クーロンになる。

$$1R = 2.58 \times 10^{-4} C/kg\text{–}air$$

2. **吸収線量 D**［Gy（グレイ）］：放射線が物質と相互作用した結果，物質に吸収されたエネルギーの割合を表す単位。1Gy は放射線によって 1Kg の物質中に 1J（ジュール）のエネルギーが吸収されたことを表す。

$$1Gy = 1J/kg$$

3. **実効線量 E**[1]［Sv（シーベルト）］：人体が放射線を被ばくした場合，吸収線量が同じであっても，放射線の種類や被ばくした臓器・器官の種類によって受ける生物学的影響は違う。実効線量とは，放射線防護の目的から放射線の人体に対する影響の程度を加味した単位である。つまり，異なった複数の組織・臓器の加重された等価線量の和であり下記の式で表される。

$$E = \Sigma_T \omega_T \cdot H_T$$

表 6-1 組織加重係数（ICRP 2007 年勧告より）

組織・臓器	組織の数	W_T	寄与の総計
肺，胃，結腸，骨髄，乳房，残りの組織，臓器	6	0.12	0.72
生殖腺	1	0.08	0.08
甲状腺，食道，膀胱，肝臓	4	0.04	0.16
骨表面，皮膚，脳，唾液腺	4	0.01	0.04

4. **放射線加重係数 ω_R**：放射線の種類やエネルギーによって人体への影響が異なる。よって線質に関連づけられた係数で，吸収線量を加重することで人体へのリスクを考慮する。医療で主に用いられる電子線，X線，γ線の放射線加重係数は1である。

5. **等価線量 H_T [$\Sigma_R \omega_R \cdot D_{T.R}$]**：$D_{T.R}$ は組織・臓器（T）について平均された放射線 R に起因する吸収線量である。放射線の組織・臓器に対する効果は吸収線量のみでなく，放射線の種類とエネルギーにも依存する。組織・臓器にわたって平均し，線質について考慮に入れた放射線加重係数 ω_R で加重された吸収線量を組織・臓器（T）の等価線量（H_T）という。

6. **組織加重係数 W_T**：リスクと等価線量との関係は，照射された臓器・組織の放射線感受性にも依存する。そのため，全身が均等に照射され場合に生ずる影響は，損害の総計に対する各異なった複数の組織の相対的値を割合で示す（表 6-1）。

2. 放射線の人体への影響

a) 確定的影響

ある一定の放射線量（「しきい値」という）を超える被ばくをした場合にだけ現れ，受けた放射線量に依存して症状が重くなるような影響。大量の放射線を受けた結果，多数の細胞死が起きたことが原因と考えられる。症状の現れ方には個人差があるが，ほぼ同じ程度の線量の放射線を受けた人には，同じような症状が現れる。

確定的影響には，急性の骨髄障害，胎児発生の障害（精神遅延，小頭症），白内障などが含まれる。

b）確率的影響

放射線被ばくによる単一の細胞の変化が原因となり，受けた放射線の量に比例して障害発症の確率が増えるような影響で，しきい値がないと仮定されている。がんと遺伝的影響が含まれる。放射線によってDNAに異常（突然変異）が起こることが原因と考えられている[2]（図6-1）。

原爆被爆者やその他の被ばく集団からの疫学データからは，100mSv以下の線量での発がんリスクについてはエビデンスが得られていない。つまり，そのリスクを否定することができないため現実の規制では，安全を担保するために低線量でも直線的に発がんリスクが増加するという直線モデル（LNTモデル）に基づき安全管理をしている。国際放射線防護委員会（ICRP）の計算では，1Svの放射線に被ばくした場合，生涯にがんで死亡する確率は5%程度増加するとしている。

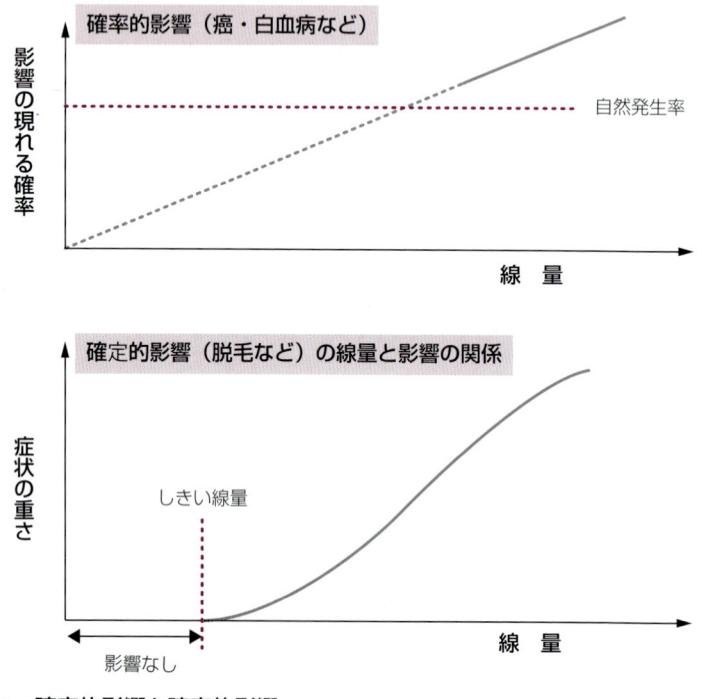

図6-1　確定的影響と確率的影響

3. 正当化と最適化

　放射線被ばくには，職業被ばく，公衆被ばく，医療被ばくの3種類がある。このうち，職業被ばくと公衆被ばくに関しては法令により線量限度が厳しく設けられているが，医療被ばくに関しては，疾患により人それぞれ異なるために線量限度が設定されていない。そこでICRP（国際放射線防護委員会）の考え方として，医療被ばくには「行為の正当化」と「防護の最適化」という2つの大きな原則がある。「行為の正当化」は患者の利益が損害を上まわっていることで正当化されるという医師に委ねられるところである。そして「防護の最適化」とはさらに利益と損害の差を最大にすることであり，これは診療放射線技師の手に任せられたところである。被ばく低減を意識する場合としない場合とではかなり大きな被ばく量の差が生じるため，われわれは患者被ばくをより低減する努力を続けなくてはいけない。

4. CTにおける線量指標

　CTにおける線量指標[3]について説明する。現在用いられている線量指標としてCTDI（Computed Tomography Dose Index）[mGy]，$CTDI_{100}$ [mGy]，$CTDI_W$（weighted CTDI）[mGy]，$CTDI_{vol}$ [mGy]，DLP（Dose Length Product）[mGy・cm]がある。基本的な概念としてCTDIがあるが，これは管球1回転あたりの回転中心でのビーム幅1cmあたりの空気の吸収線量である。$CTDI_{100}$は線量測定用アクリルファントム（体幹部用32Φcm，頭部用16cmΦ）において，実効長100mmのペンシル型CT用電離箱で測定した時の

CTの線量指標

$$CTDI = 1/nT \int_{-\infty}^{+\infty} D(Z)dz$$

$$CTDI_{100} = 1/nT \int_{-50}^{+50} D(Z)dz$$

$$CTDI_W = 1/3 CTDI_{100},c + 2/3 CTDI_{100},p$$

$$CTDI_{vol} = CTDI_W/pitch$$

$$DLP = CTDI_{vol} \times スキャン長$$

n：スキャン数
T：スライス厚

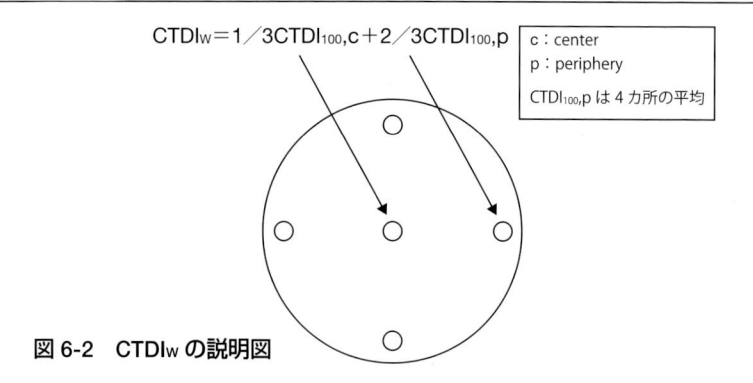

6. 被ばく量の意味と減少させる工夫

$$CTDI_w = 1/3\, CTDI_{100,c} + 2/3\, CTDI_{100,p}$$

c：center
p：periphery
$CTDI_{100,p}$ は4カ所の平均

図 6-2 CTDIw の説明図

ビーム幅1cmあたりの吸収線量である。CTDIw（weighted CTDI）はファントム中心の $CTDI_{100}$ の1/3 とファントム周辺4箇所の $CTDI_{100}$ の平均値の2/3を加えたもので、ファントム内の平均的な吸収線量を意味している（図6-2）。つぎに $CTDI_{vol}$ であるが、これは CTDIw を pitch で割った値となる。つまり pitch が2倍だと $CTDI_{vol}$ は1/2 となる。DLP は $CTDI_{vol}$ とスキャン長の積で求められる。

　自分の施設ではどれだけの線量が使われているのかという現状把握が必要である。本来ならば人体ファントムを使い TLD やガラス線量計で測定するのが望ましいが、多くの施設では容易ではない。国際電気標準会議 IEC60601-2-44 において線量情報を装置上に表示することが勧告されているため、最近の装置には線量指標として CTDIvol や DLP が表示されている。これを記録しておくことで現状把握や撮影法の違いによる線量比較が可能になる。

　注意しなければならないのは、いずれも装置の品質管理を目的として考案されたもので、患者の受けた線量を把握する方法ではないということである。また、この DLP に撮影部位別の係数をかけて実効線量（mSv）を推定する方法が ICRP Publication 102 において紹介されている（下記式）。胸部の場合は DLP に 0.014 を乗じることで推定実効線量が算出される（表6-2）。SCCT（Society of Cardiovascular Computed Tomography）のガイドラインもこれに沿っている。この方法を用いることで、他のモダリティとの比較を容易に行うことができる。しかし推定実効線量は、あくまで推定であることを忘れてはいけない。

表6-2 成人（標準体型）とさまざまな年齢の小児における単位（dose-length product：DLP）あたりの実効線量（Bongartz G, et al: 2004, Shrimpton PC, et al: 2006 による）

身体領域	k（mSv・mGy^{-1}・cm^{-1}）				
	0歳	1歳	5歳	10歳	成人
頭頸部	0.013	0.0085	0.0057	0.0042	0.0031
頭　部	0.011	0.0067	0.004	0.0032	0.0021
頸　部	0.017	0.012	0.011	0.0079	0.0059
胸　部	0.039	0.026	0.018	0.0013	0.014
腹部・骨盤	0.049	0.03	0.02	0.015	0.015
体幹部	0.044	0.028	0.019	0.014	0.015

The International Commission on Radiological Protection: Managing patient dose in Multi-Detector Computed Tomography (MDCT). Valentin J (ed): Annals of the ICRP. ICRP Publication 102, ELSEVIER, 2007 より訳出

Bongartz G, Golding SJ, Jurik, AG, et al: European Guidelines for Multislice Computed Tomography. European Commission 2004

Shrimpton PC, Hillier MC, Lewis MA, et al: National survey of doses in the UK: 2003. Br J Radiol 2006;79(948):968-980

式：Effective Dose＝k・DLP

5. CTにおける被ばく低減のための工夫

　　　　　デジタル画像では線量とノイズはトレードオフの関係にある。つまり，線量不足だとノイズが多くなり，線量が多くなればなるほどノイズの少ないきれいな画像が得られる。最近はCT-AEC（自動露出機構）が搭載されている装置が販売されている（GE：3D mA Modulation，シーメンス：CareDOSE4D，フィリップス：Z-DOM，東芝：Volume EC）。
　　　　　CT-AECを利用すると，ユーザー設定のノイズに対応して一定の画質になるようにmAを自動的に変動させることで，無駄な被ばくをなくすことが可能である。しかし現在，心電同期をつけた心臓CTにおいては，CT-AECを使用することができない。

B 心臓 CT における被ばく低減

被ばく低減方法について，64-MDCT に関して述べる[4]。被ばく線量を左右する因子としてヘリカルピッチ・mAs・管電圧・スキャン長・ボウタイフィルタの使用等があげられる。撮影方法としては主に以下の方法がある。

1. **ECG modulation**：ECG modulation は心臓の動きが拡張中期で最小になるタイミングに設定最大管電流を適用して，収縮期の間は低 mA 設定に転調し照射することにより，被検者への照射線量を低減する方法である。設定心位相範囲を狭く設定すると，より被ばく線量が低減可能である。
2. **prospective ECG gating**：prospective ECG gating は X 線照射前の心電波形を CT システムにて監視することで，心臓の動きの最も少ないタイミングを推測し，non helical 撮影で X 線を照射して撮影する。
3. **低管電圧撮影**：低管電圧撮影は低管電圧で撮影することで，被ばくを大きく低減させる方法である。被ばくとノイズはトレードオフの関係にあるために，どうしてもノイズが増加する。その対策としてはノイズ低減フィルターの併用が有効である。ノイズ低減フィルターは，空間分解能はそのままでノイズだけを低減させるものである。またノイズが多少増加しても造影剤のコントラストが上昇するために CNR（Contrast-to-noise ratio）が向上し，診断能は担保されると考えられる。

以下，それぞれの利点と欠点を述べる。

1. ECG modulation
    1. **利点**：必要な心位相の範囲だけ設定最大線量を出すので無駄な被ばくがカットできる
    2. **欠点**：prospective ECG gating より被ばく低減効果は劣る。X 線照射時，心位相の設定範囲を外すとノイズが上昇する（図 6-3）。

2. prospective ECG gating
    1. **利点**：必要な心位相の範囲以外は照射しないため，大きく被ばく低減できる。
    2. **欠点**：心拍数 65 以下であることが望ましい。心拍の安定が絶対条件である（図 6-4）

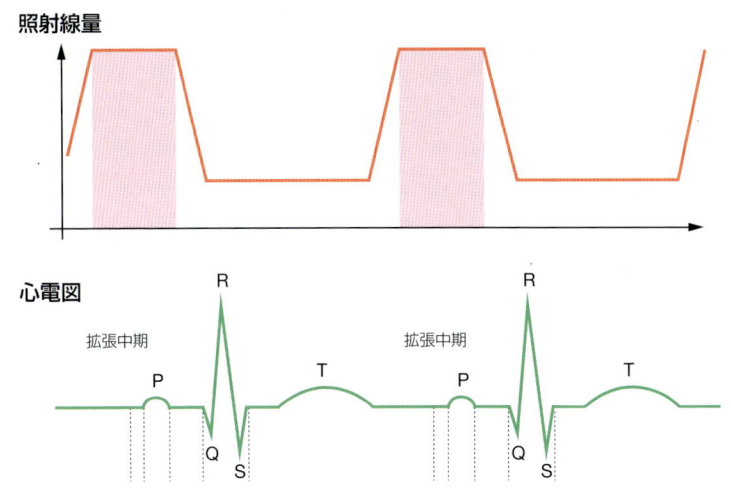

図 6-3　ECG modulation の線量分布

3. 管電圧

1. **利点**：電流を下げるよりは大きな被ばく低減効果がある。コントラストが上昇するので，少量の造影剤でも造影効果が得られる。
2. **欠点**：コントラストは上昇するがノイズが増加する（図 6-5）。

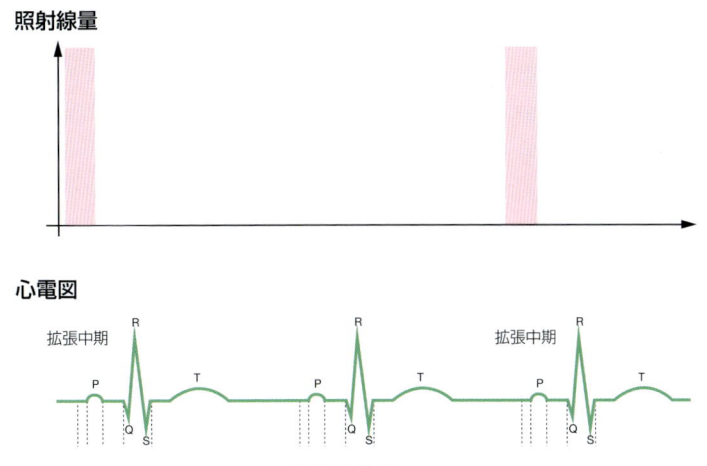

図 6-4　prospective ECG gating の線量分布

6. 被ばく量の意味と減少させる工夫

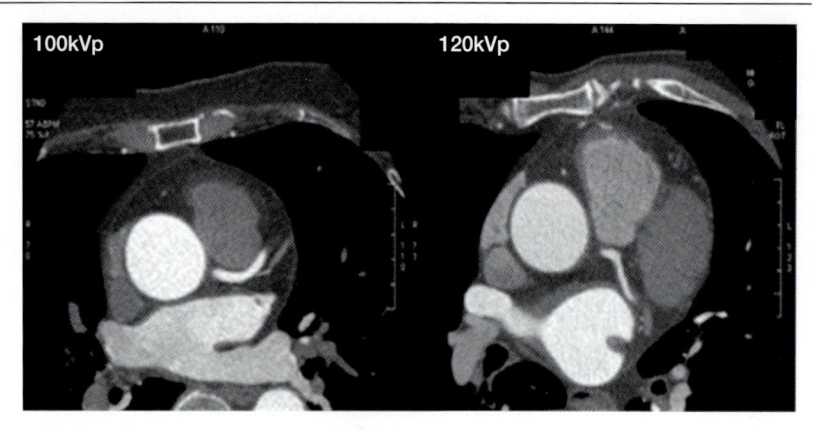

図 6-5 管電圧を変化させた axial 画像

表 6-3 に，64-MDCT（GE 製 VCT）でのそれぞれの撮影方法における装置に表示される線量を示す．

表 6-3 それぞれの撮影方法で装置に表示される線量（64-MDCT/GE 製 VCT）

HR55/padding50	mA	kVp	CTDI$_{vol}$ (mGy)	DLP (mGy・cm)	DLP の割合（%）
ssp	600	140	23.46	246.35	140.0
		120	16.76	175.96	100.0
		100	10.39	109.1	62.0
		80	5.2	54.55	31.0

			CTDI$_{vol}$ (mGy)	DLP (mGy・cm)	DLP の割合（%）
120kVp 600mA	helical pitch	0.18	87.02	1212.9	100.0
		0.2	78.82	1091.61	90.0
	modula-tion	70-80	46.51	648.17	53.4
		40-80	60.62	844.84	69.7
	ssp padding	0	11.64	122.26	10.1
		50(75%)	16.76	175.96	14.5
		100(70%)	21.87	229.67	18.9
		200(60%)	32.1	337.06	27.8

6. 被ばく量の意味と減少させる工夫

表 6-4 心臓 CT の実効線量調査結果

INvestigator or modality	Scanner nunmber of slices	Effective dose (mSv)	
		Retrospective ECG-gating	Prospective ECG-gating
Weigold, et al, 2009	Phillips-256	11.4	4
Klass, et al, 2009	Phillips-64	18.9	3.7
Shuman, et al, 2008	GE-64	18.1	4.2
Maruyama, et al, 2008	GE-64	21.1	4.3
Hirai, et al, 2008	GE-64	20	4.1
Gopal, et al, 2008	GE-64	18.6	5.7
Earls, et al, 2008	GE-64	18.4	2.4
Coventional coronary angiography	7 (UNSCEAR 2000)		

C 被ばく低減の補助手段としての β 遮断薬

β 遮断薬と被ばくは一見すると関係ないようだが，密接に関連している。心拍変動により選択される撮影法が異なるからである。

撮影法としては retrospective gating と prospective ECG gating がある。前者は収集したデータから必要なデータを取り出す方法，後者は撮影前の心電図情報から，本撮影でのスキャン時間を決定するものである。前者は失敗が少ないが被ばくが多く，後者は被ばくは減少するが，突然の心拍変動でデータ収集に失敗する可能性がある。

心拍数が 70bpm 以下であるがやや心拍変動がある場合は，前者の中でも被ばく低減法である ECG modulation を使用する。ECG modulation は心位相の範囲設定によって被ばく線量が増減する。心拍の安定度により設定範囲を短縮させることができ，さらに被ばく低減が可能である。

また，心拍数が 70bpm 以下で心拍変動が少ない場合は prospective ECG gating が使用できる。この場合は padding の設定によって被ばく線量が変わってくる。最大で従来の 1/10 近く被ばく線量を低減できる。

retrospective gating で被ばく低減を用いない撮影法での線量は DLP で約 1,000mGy となる。ECG modulation を使用すると 600〜800mGy となり，prospective ECG gating を使用すると約 200mGy 以下になる。つまり心拍数を下げて安定化させることは，被ばく低減には欠かせない条件の一つであると言える。

おわりに

冠動脈疾患の疑いから心臓 CT を受ける患者にとって，検査を受けることで被ばくというリスクと比較にならないほどの利益を得ることになる。しかし CT はその構造上，診断目的以外の組織・臓器の被ばくが避けられない。胸部領域においては肺と骨髄と乳腺が放射線感受性の高い組織・臓器としてあげられる。心臓 CT は乳腺被ばくがマンモグラフィーの 10 倍以上に及ぶので，防護についても積極的に検討する必要がある。

われわれはこのようなリスクから目をそらすことなく，診断価値の高い画像情報が提供できるよう，被ばく低減と画質向上への努力を怠ってはいけない。

■参考文献

1) 医療被曝対策委員会：医療被曝特集号．日放技誌　別冊 25-32　vol 52, 2005 p19-20
2) 財）原子力安全技術センター：原子力防災基礎用語集．2008 www.bousai.ne.jp
3) 小川正人，ほか：X 線・MRI・CT．p177-222．日放技機器管理士部会，2007
4) 児玉和久・栗林幸夫（監修）：心臓 CT を活かす新しい冠動脈疾患診断戦略．メジカルビュー，2010 p37-42

7

画質が悪い際の対応と画質向上のための工夫

鎌田照哲　尼崎中央病院画像診断部門

　画質は診断能に関わる重要なポイントであり，アーチファクトがあれば診断に苦慮する結果になるので，できるだけ画質を改良する工夫をしなければならない。画質に関わる因子として，息止めと心拍数の安定が非常に大きな要素である。

1. 息止めを確実にする
2. 高心拍症例・心拍が不安定な場合の対処
3. 不整脈症例
    1) 心房性期外収縮（PAC）・心室性期外収縮（PVC）
    2) 心房細動症例
4. 心電図同期単純撮影の有効活用

A 息止め不良症例

　撮影時間が短縮化（撮影時間＝1秒以内）された次世代のCT装置では，息止め不良の症例であってもその影響は少ないが，64列CTより以前のCTでは画質を左右する大きな因子となる。

　「息止め不良」とは，息を止めることはできるが上手ではない症例をいう。息止め不良により冠動脈の連続性の担保が難しくなる。

　息止めがまったくできない症例は基本的には心臓CTの適応外である。

1. 良好な息止めを目指す

1. 十分な説明をして理解を得る。ただし，必要以上の説明はかえって被検者の緊張感や不安感を煽りかねないので，被検者個々に対応した説明が重要となる。
2. 被検者が息止め練習で疲れない程度に十分に行う。
3. 胸郭の圧迫だけでなく，上腹部の圧迫も行う。息止め不良の原因としては，胸郭の動き，横隔膜の動きの2つがある。息を吐いた状態で息を止

め，胸郭を圧迫する。上腹部にタオルなどで圧迫を加えるとよい。被検者により，緊張感の増加・苦痛を感じる等で心拍数の増加をきたすことがある。心拍数の変化・訴えを十分に考慮しながら行う。場合によっては圧迫を中止する。
4. 鼻栓を使用する。息止めの最中に，無意識に鼻から息が漏れる可能性がある（鼻栓を使用することで，かえって被検者の緊張を増加させることもあるので注意する）。

> 息止めの重要性を説明し，理解してもらう．
> ↓
> 息止めの練習を十分行う．
> ↓
> 息を吐いた状態で胸郭を圧迫，続き上腹部を圧迫する．
> ↓
> 鼻栓をする．

2. 息止め不良の原因を把握する

1. 肺野条件で観察しているが，息止めがまったくできておらず，気管支・肺血管までもが静止していない（図 7-1）。
2. 胸骨・心臓・冠動脈などにズレが生じている。息が鼻から漏れてしまったため胸郭全体が動き，ズレが生じている（図 7-2）。椎体にズレが生じている場合は体動である。
3. 胸骨はズレていないが，心臓・冠動脈などにズレが生じている（図 7-3）。息止めはしっかりできているが，力が入ることにより横隔膜が動いてズレが生じたものである。

B 高心拍症例・心拍不安定症例

心臓 CT の画質を左右する因子はさまざまあるが，心拍数の影響が最も大きい。一般的な 64 列 CT より時間分解能の向上した CT 装置には，心拍数の変動やある程度の高心拍症例に対しても冠動脈描出が向上した機種もあるが，一般的な 64 列 CT では心拍数が低く安定していることが必要である。しかし，すべての症例でその条件において撮影できるとは限らない。

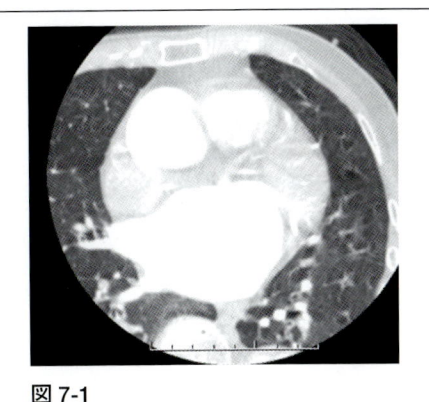

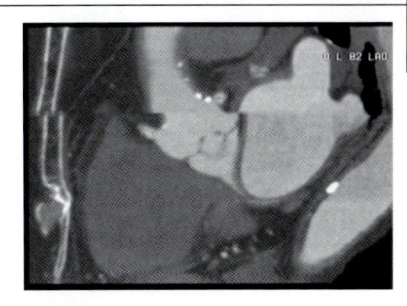

7. 画質が悪い際の対応と画質向上のための工夫

図 7-1

図 7-2

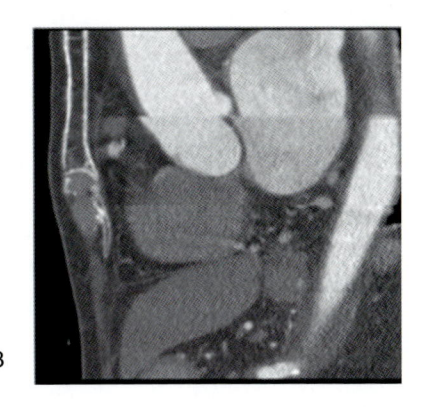

図 7-3

　図 7-4 に，低心拍症例と高心拍症例の心電図波形と代表的な冠動脈の移動具合を模式的に表した。このような動きについては，心臓 MRI・angio の経験者なら当然経験していることだが，低心拍と高心拍では収縮期付近での違いはあまりなく，拡張中期付近での動きが大きく変わっていることがわかる。すなわち，低心拍数症例では拡張中期付近において冠動脈の動きが少なく，拡張中期付近で良好な画像を得られる可能性が高い。しかし，高心拍数症例では，冠動脈の動きが少ない位相が拡張中期付近で大幅に短くなり，冠動脈の動きは収縮期付近で相対的に少なくなる。

1. 高心拍症例

　図 7-4 に示すとおり，高心拍症例の場合は収縮期付近での画像再構成も考慮する必要があり，また基本的にしっかりと冠動脈が静止している心位相がないため，1 セグメントリコンだけではなく，2 セグメントリコン・3 セグメントリコンの必要性を画像再構成時や撮影時にも頭に入れておかなければならない。たとえば，2 セグメントリコンを考慮するならば，実際の心拍

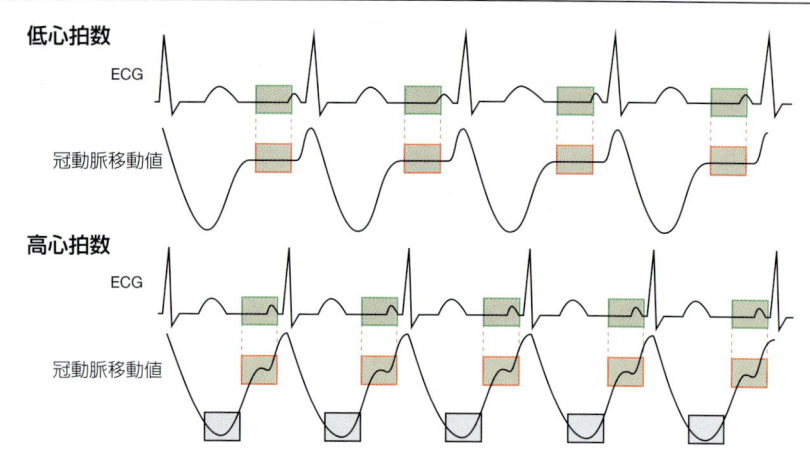

7. 画質が悪い際の対応と画質向上のための工夫

低心拍数

ECG

冠動脈移動値

高心拍数

ECG

冠動脈移動値

図 7-4 高心拍・心拍不安定への対処

数÷2 の心拍数の撮影で画像欠損が生じないような pitch を選択しなければならない。このように，後の画像再構成を見据えて撮影条件を選択する必要がある。また，左冠動脈と右冠動脈で最も静止している心位相が異なることがあり，左右で異なる心位相で画像生成を行う必要がある場合もある。

2. 心拍不安定症例

実際のところ，撮影時に若干の心拍数変化が生じても大きな影響はないが，心拍数が大きく変動した場合には画質にも大きな影響が出てしまう。

撮影時間内に低心拍と高心拍が混在する現象が起こるような場合，より画質不良になりやすい高心拍の撮影に準じなければならない。

1. 収縮期〜拡張期付近までの心位相を必要とする可能性がある。
2. 2セグメントリコン→実際の心拍数÷2 で画像欠損の出ない pitch を選択する。3セグメントリコン→実際の心拍数÷3 で画像欠損の出ない pitch を選択する。
3. 各心位相・各再構成法（1. 2. 3 セグメントリコン）などさまざまな再構成を実施し，最も良好な画像を探す。

高心拍・心拍不安定症例は，画像再構成に時間を要することも多いが，さまざまな方法を用いることで十分に診断に耐えうる画像を提供できる可能性はあるので，諦めずとことんまで画像再構成を行うことが重要である。

C 不整脈症例でより良好な画質を目指す

　最新のCT装置においては，時間分解能の向上・撮影時間の短縮化により，不整脈症例においてもある程度の描出能を担保できるようになっている。しかし，一般的な64列CT装置では撮影時のpitch・心電図Edit機能を十分に使用しなければ，良好な画像を得ることは難しい。ただし，それらを適切に使用すれば，洞調律と同程度の画像を得ることができる。

1. 心房性期外収縮（PAC）・心室性期外収縮（PVC）

　両不整脈の発生頻度が高い場合，β遮断薬・抗不整脈薬の投与を検討する必要がある（β遮断薬の使用については14頁参照）。
　PAC・PVCの連続発生がみられる場合，後の画像再構成時に画像欠損・画質不良の原因となる率が高くなるので，特に注意が必要である。
　撮影時には以下の点に注意したい。
1. 基本心拍数は洞調律の撮影時と同様に低い方がよい（ただし，心電図Editを用いると画像欠損をひき起こす可能性があるので，極端な低心拍は望ましくない）。
2. 連発するPAC・PVCは撮影に非常に困難を伴う。
3. 画像再構成時に心電図Editを使用することを前提に撮影を行う。
4. 撮影時の寝台移動スピードは不整脈の発生状況によっても異なるが，基本的には最小のものを選択するのがよい。
5. 被ばく低減装置は，目的とするR-Rの心位相に適切にX線照射がなされない可能性があるので，使用するべきではない。

　図7-5の作業を行うことにより，PAC・PVC症例の場合は，画質を改善できる可能性が高くなる。しかし，基本心拍数が高いと洞調律の時と同様に良好な画質を得るのは困難である。
　また，心電図Edit機能を用いたことで画像欠損が生じた時は，図7-6のような作業を行うことにより，画像欠損をなくすことができる。
　上記の手順を踏まえて撮影・画像再構成を行うことにより，単発のPAC・PVC症例の多くは，洞調律と同程度の画質を得ることが可能である。

7. 画質が悪い際の対応と画質向上のための工夫

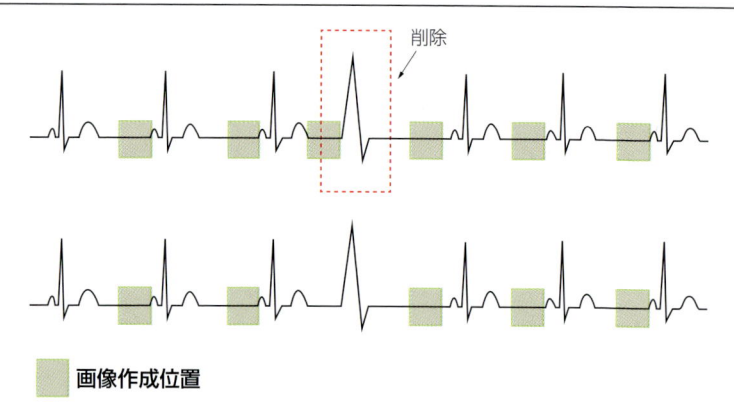

削除

■ 画像作成位置

図 7-5　心電図 edit 処理の具体例
図では拡張中期付近を画像再構成位置としたが，収縮期など冠動脈の静止が良好な場合は，収縮期などを画像再構成位置とする．

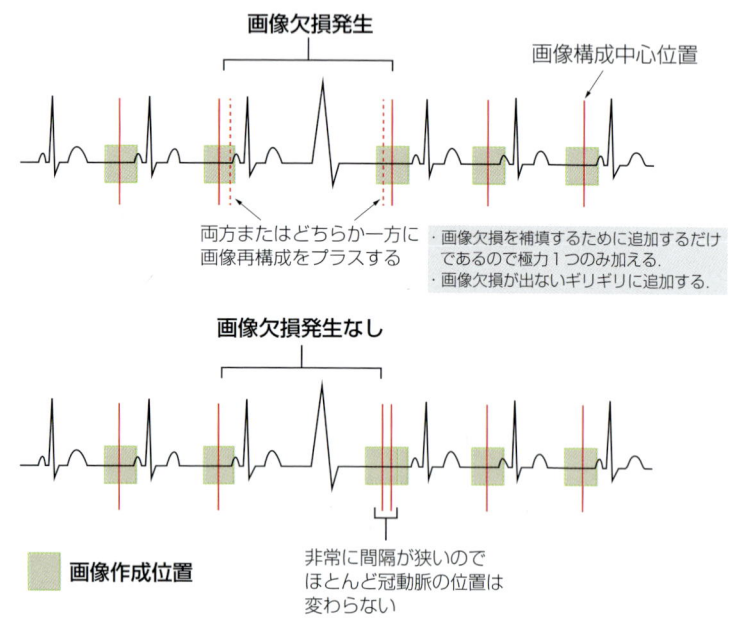

画像欠損発生

画像構成中心位置

両方またはどちらか一方に画像再構成をプラスする

・画像欠損を補填するために追加するだけであるので極力1つのみ加える．
・画像欠損が出ないギリギリに追加する．

画像欠損発生なし

■ 画像作成位置

非常に間隔が狭いのでほとんど冠動脈の位置は変わらない

図 7-6　PAC・PVC で画像欠損が生じた時の対応

2. 心房細動症例

　基本心拍数と心拍変動率の把握が重要である。基本心拍数・心拍変動が著明な時は，β遮断薬の投与を検討する必要もある（β遮断薬の使用については14頁参照）。

　高心拍の場合は，後の画像再構成時に画像欠損・画質不良の原因となる可能性が高くなるので，特に注意が必要である。

　CT装置の画像取得限界心拍数を下回ると必ず画像欠損が生じ，十分な検査を施行できない。

　撮影時には以下の点に注意したい。

1. 基本心拍数は洞調律の撮影時と同様に低い方がよい（ただし，心電図Editを用いると画像欠損をひき起こす可能性があるので，極端な低心拍は望ましくない）。
2. 基本心拍数・心拍変動率を把握する。
3. 画像再構成時に心電図Editを使用することを前提に撮影を行う。
4. 撮影時の寝台移動スピードは，基本的には最小のものを選択する。
5. 被ばく低減装置は目的とするR-Rの心位相に適切にX線照射がなされない可能性があるので，基本的には使用するべきではない。
6. 連続してR-R間隔の短いところ（高心拍の連続）がないか，またその頻度をチェックする。
7. R-Rが異常に長いところがないかチェックする（CT装置の画像取得限界心拍数を下回るところはないか）。

　図7-7の作業を行うことにより，心房細動症例では画質の改善が望める。しかし，基本心拍数が高いと洞調律の時と同様に，良好な画質を得るのは困難となる。

　また，心電図Edit機能を用いたことで画像欠損が生じた時は，図7-8の作業を行うことにより画像欠損をなくすことができる。

　上記の手順を踏まえて撮影・画像再構成を行うことにより，心房細動症例の多くは洞調律と同程度の画質を得ることが可能である。

7. 画質が悪い際の対応と画質向上のための工夫

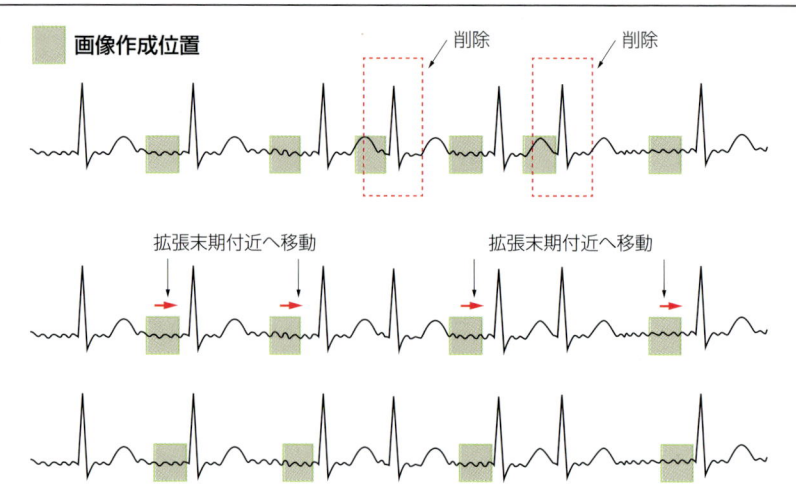

図 7-7　心房細動症例

心房細動症例に見られる「R-R 間隔がバラバラであるため，同心位相でも右心室・左心室の拡張度合いが異なり，冠動脈は静止していても冠動脈の連続性が担保できない」ことについての解決策の一つである．本図では拡張末期での画像再構成を例に示したが，拡張中期付近・収縮期付近で最も冠動脈の描出が良好であれば，そちらを画像再構成位置とする．

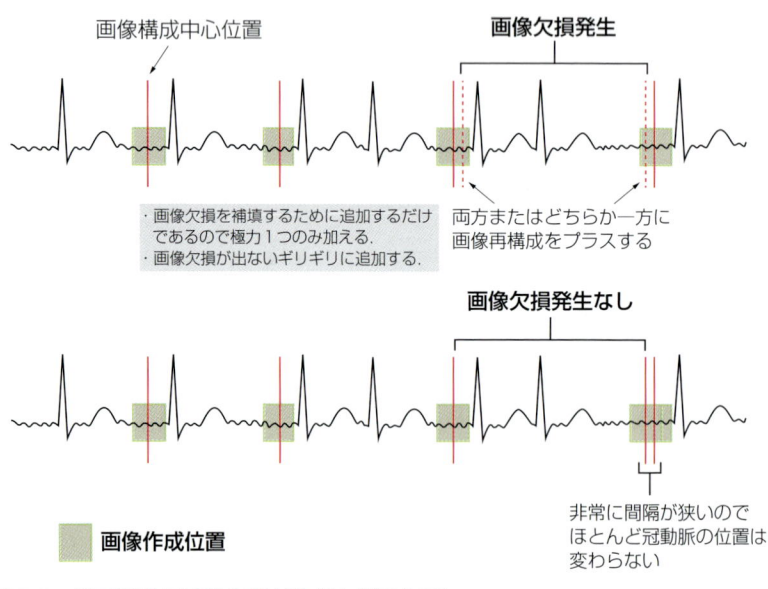

図 7-8　心房細動で画像欠損が生じた時の対応

D 心電図同期単純撮影

1. 心電図同期単純撮影

1. 各冠動脈の石灰化の度合いの把握（石灰化スコア）。
2. 本スキャンをある程度模倣した心拍数の動向。
3. 本スキャンの撮影範囲の確認。
4. 冠動脈の走行の把握（起始異常）。
5. 冠動脈の静止状態の確認。
6. 心筋等の LDA など。
7. 息止めの良好・不良の確認。
8. 肺野などの心臓以外の病変の有無。
9. その他

2. 撮影法

被ばく線量は極力低く抑えなければならない。撮影方法としては，prospective の心電図同期法などを用い，拡張中期を中心とし，最小の padding に設定し，撮影するのがよいと思われる。また，管電流も極力下げるべきである。DLP で 30～50mGy・cm 程度を目安とするとよい。せめて 100mGy・cm は下回るようにしたい。上記の撮影ができない場合は modulation により，最大電流を極力低く設定したうえで，full dose の心位相を単一にして，残りの心位相に最小管電流が照射されるように設定する。

目的とする冠動脈に石灰化が著明で，心臓 CT を撮影しても判定不能となると判断される場合は，検査を中止する。

■撮影方法の選択

心拍数別の心電図波形と冠動脈の静止心位相の関係を図 7-4 に示したが，すべての症例に当てはまるわけではない。症例によっては，特に右冠動脈（RCA）において異なる冠動脈の動きをするものもある。

RCA などの画質向上には，心拍数だけでなく，石灰化スコアで実際に撮影された画像を参考に撮影方法を選択すべきである。

1. 低心拍→心電図同期単純撮影画像により拡張中期で静止
    →Prospective ECG Gated

7. 画質が悪い際の対応と画質向上のための工夫

　　　低心拍→心電図同期単純撮影画像により拡張中期で静止していない
　　　　→Modulation または，被ばく低減装置なし（#1）
　2. 高心拍→心電図同期単純撮影画像により拡張中期で静止
　　　　→prospective ECG gated（#2）
　　　高心拍→心電図同期単純撮影画像により拡張中期で静止していない
　　　→Modulation または，被ばく低減装置なし

　　　#1 では低心拍症例での RCA などの画質改善が期待できる。
　　　#2 では高心拍症例での無駄な被ばくの削減に大きく寄与できる。

　このように，心電図同期単純撮影は本スキャン前に非常に多くの情報を得ることができる。この情報を効果的に利用すれば，無駄な検査を避け，不必要な被ばくを低減し，画質を向上させることができる。

医療安全の面からみた心臓 CT

清水義信　尼崎中央病院医療安全管理部門

A 造影剤副作用発現時の処置について

　　　造影剤の使用に際しては，どうしても副作用の危険性が伴う。問診等によりアレルギー体質・疾患の有無，造影剤の使用歴と副作用の有無，造影剤添付文書に記載されている諸疾患を確認する。平素から副作用発現への対応をスタッフ間で十分に打ち合わせておくと，安心して対応できる。

1. 一次対応

　　　重篤な副作用は前駆症状を伴う場合も少なくなく，患者の訴えを早期にとらえることが重要となる。多くは経過観察のみで軽快するが，これらの症状から重篤な副作用に移行することもあり，十分な観察が必要である。

a）初期症状・前駆症状

1. **急激な血圧低下でみられる初期症状**：あくび，顔面蒼白，冷汗，便意
2. **呼吸困難，チアノーゼなどでみられる初期症状**：嗄声，咳嗽，息苦しさ
3. **その他の初期症状**：悪心，嘔吐，くしゃみ，発赤，掻痒感，蕁麻疹，不用意な体動，顔面紅潮など

b）初期症状・前駆症状への対処

1. 初期症状を疑ったら造影剤の注入を直ちに中止する。
2. 救急担当医と看護師を呼ぶ。
3. 患者観察（バイタルサインのチェック）：脈拍，血圧，呼吸数，呼吸パターン，皮膚の色，皮下静脈の怒張などを把握する。
4. 重篤と思われた場合（心肺機能停止，意識低下，意識消失，脈拍微弱，呼吸困難など）：救急カートから薬剤を用意する。
5. 血管確保の確認・強化：固定を強化し，ルート内にある造影剤を廃棄し，輸液につけ替える。

6. 症状に応じた治療の準備：救急薬剤，各種モニター（血圧，心電図，酸素飽和度），人工呼吸や酸素投与の準備など．また，急激な血圧低下では，気道確保，昇圧剤の投与が必要となる．

2. 二次対応

a）アナフィラキシー症状への対応

1. 気道狭窄
   —気道確保：用手的気道確保（頭部後屈，下顎挙上）
   —酸素投与（6〜10L/min）：→c) 呼吸困難の項へ
2. 血圧低下：60mmHg 以下では脳血流が低下し意識混濁をきたす．橈骨動脈で触知できない場合は 60mmHg 以下と考える．
   —姿勢：患者を楽な姿勢に置き，補液と昇圧薬で血圧が維持されるまで下肢を挙上する．
   —電解質輸液：ヴィーン F 1V（500ml）：2〜3V/30min．急速点滴
   —昇圧剤［ボスミン 1A（1mg/mL）］：0.2〜0.5mL 筋注．効果がなければ 5 分毎に反復する．最大 1mg まで［静脈投与の場合は 10 倍に希釈し 2〜5mL（0.2〜0.5mg）を 5 分かけて投与］．
   —ボスミンに反応がない時：
     イノバン注 1A（100mg）：3μg/Kg/min で持続静脈開始（手術室のみ）
     カタボン Hi 0.3%　200mL
     グルカゴン 1V（1mg）：1mg 筋注．5 分毎に反復．
     β遮断薬服用の患者で重篤な副作用が発生した場合にはボスミンの反応性が低下しており，グルカゴンが必要となる場合がある．
3. 蕁麻疹：→e) 皮膚症状の項へ

b）中等度血圧低下への対応

1. 徐脈を伴う低血圧，迷走神経反射（vagal reaction）：注射後の血管迷走神経反射は，血圧低下，顔面蒼白，発汗，失神などアナフィラキシーと類似するが，皮膚，呼吸器症状がないこと，徐脈であること，血圧低下は中程度であり，仰臥位で回復することで鑑別できる．
   —姿勢：下肢の挙上（60 度，もしくはそれ以上）またはトレンデレンブルク体位
   —酸素投与（6〜10L/min）：酸素マスク，バッグバルブマスク，リザーバーマスクなどを用意

―電解質輸液：ヴィーンF（500mL）：2～3V/30min 急速点滴
　　　―アトクイック［硫酸アトロピン 1A（0.5mg）］：1A 静注。効果がなけれ
　　　　ば5分毎に反復する。
　2．頻脈を伴う血圧低下
　　　―姿勢：下肢の挙上（60度，もしくはそれ以上）またはトレンデレンブ
　　　　ルク体位
　　　―酸素投与（6～10L/min）：酸素マスク，バッグバルブマスク，リザーバ
　　　　ーマスクなどを用意
　　　―電解質輸液：ヴィーンF（500mL）：2～3V/30min 急速点滴
　　　―血圧上昇がみられない時：ボスミン 1A（1mg/mL）：0.2～0.5mL 筋
　　　　注。効果がなければ5分毎に反復する。最大 1mg まで。

c）呼吸困難

　用手的気道確保を行うが，十分換気を行うことが重要で，気管挿管が必要な場合もある。
　1．喘息，気管支痙攣
　　　―酸素投与（6～10L/min）：酸素マスク，バッグバルブマスク，リザーバ
　　　　ーマスクなどを用意
　　　―ネオフィリン注 1A（250mg）：生食 100mL に 1A 溶解し点滴（10～20
　　　　分以上）
　　　―ソル・コーテフ 1V（500mg）：500mg 点滴静注
　2．喉頭浮腫
　　　―酸素投与（6～10L/min）：酸素マスク，バッグバルブマスク，リザーバ
　　　　ーマスクなどを用意
　　　―ボスミン 1A（1mg/mL）：0.2～0.5mL 筋注。効果がなければ5分毎に反
　　　　復する。最大 1mg まで。
　　　―ソル・コーテフ 1V（500mg）：点滴静注

d）痙　攣

　短期間で一過性の場合は直接生命に関わることは少ないが，30分以上継続するものや頻回に繰り返す痙攣重積発作はきわめて重篤である。
　　　―気道確保：用手的気道確保（頭部後屈，下顎挙上）
　　　―酸素投与（6～10L/min）：酸素マスク，バッグバルブマスク，リザーバ
　　　　ーマスクなどを用意
　　　―抗痙攣薬の投与：ホリゾン 1A（10mg）：1/2A（5.0mg）静注

―効果がない時，痙攣が再発する時：アレビアチン1A（250mg）：1/2A（125mg）を50mg/minで静注する。

e）皮膚症状

　造影剤による薬疹は播種性丘疹紅斑型，多形滲出性紅斑型およびその中間型が主とされる。

　その多くは治療を要さずに回復がみられる。症状が広範囲であったり，患者からの訴えが強い場合に治療を考慮する。また，アナフィラキシーでは皮膚症状が初発し，ほぼ必発であり，重篤な症状へ移行する場合もあるため，十分な経過観察が必要である。

1. 蕁麻疹
　　―ポララミン注1A（5mg）：1A筋注，静注
　　―アタラックスP 1A（25mg）：1A静注
2. 蕁麻疹が重篤もしくは広範な時
　　―ボスミン1A（1mg/mL）：0.2～0.5mL皮下注

f）嘔気，嘔吐

　原因として血圧低下によるもの，嘔吐中枢に対する直接作用によるものがある。多くは治療を要せずに回復する。
　　―プリンペラン1A（10mg）：1A筋注，静注
　　―効果がない時：セロトーン1A（10mg）：1A静注

g）背部痛

　患者の状態について経過観察を行う。症状の改善がみられない場合，症状に応じて鎮痛剤，ステロイド剤，乳酸リンゲルなどを投与する。

　実際に筆者らの施設でCT室に掲示し，使用している簡易マニュアルを次頁に紹介する。

8. 医療安全の面からみた心臓CT

■副作用発現時の対応簡易マニュアル

「息苦しい」「顔面蒼白」「悪心」「体がふるえる」「冷汗」「何かおかしい」etc

1) 医師, 看護師への応援要請
2) バイタルcheck：意識, 血圧・SaO_2・心拍
3) すぐに酸素マスクの準備：マスク3Lから開始（医師の指示）
4) ルート確保を確認
5) ソルコーテフ500mg（5バイアル）またはソルメドロール125mg（1バイアル）
6) バイタルcheck
7) 症状の改善が不十分の場合：ソルコーテフ200〜300mgまたはソルメドロール125mg（1バイアル）追加

[ポイント]
- 常時救急カートの薬剤をチェックしておく
- 造影剤の注入を止めてただちに救急担当医にコールする
- その場の救急処置をする
- 近くの職員に応援を要請する

[その他注意事項]

脱水に注意：絶飲が必要な検査と同一日に造影CTを施行する場合は, 脱水傾向になっていることがあり, 造影剤の副作用などの発現率が高くなる。したがって, 別の検査はできる限り別の日に行うか, 十分な補液をするよう配慮が必要である。

B 血管外漏出時における処置

1. 造影剤注入中でも直ちに中止できるようにしておく。
2. 漏出部をチェックし，漏出が少量で問題がなければ新たに血管ルートを得た後，再注入する。
3. ある程度の量が血管外に漏出したと判断された場合は，直ちに下記の処置を行う。血管外漏出による局所所見が完全に消退するまで注意深く経過観察する。場合に応じて皮膚科医，形成外科医へのコンサルテーションが望ましい。漏出したと考えられる量も伝える。
   ― 疼痛・腫脹：冷罨法を施行する。疼痛が持続する場合，消炎鎮痛剤を内服する。
   ― 皮膚障害の軽減：冷罨法，ステロイド剤の外用あるいは内用する。水胞が持続する場合，穿刺廃液を行う。

C ビグアナイド系糖尿病薬服用患者への注意

一般的に糖尿病患者は冠動脈疾患のリスクが高いとされている。心臓CTの際は患者が服用している薬に注意しなければならない。ビグアナイド系糖尿病薬は主に肝臓からの糖新生を抑制することで血糖を低下させるため乳酸が増加する。腎障害の場合には排泄が遅延するため，乳酸アシドーシスの危険がある。ヨード造影剤投与により腎機能が低下した場合にも，ビグアナイド系糖尿病薬の腎排泄が減少して乳酸アシドーシスが発現すると考えられる。

1. 血清クレアチニン値が正常の場合，造影剤投与時から48時間後までメトホルミンの投与を中止する。血清クレアチニン値が正常範囲内に維持されている場合に限り，投与を再開する。
2. 血清クレアチニン値が高い場合，造影剤の投与48時間前から48時間後までメトホルミンの投与を中止する。48時間後に血清クレアチニン値が不変である場合に限り，投与を再開する。

D β遮断薬との併用について

心臓CTにおいて心拍のコントロールは画質や被ばくと密接に関わっており，検査の質を維持するためになくてはならない薬剤である。

1. β遮断薬の使用例

──診察時に心拍数 70 以上：検査 2 時間前にアテノロール 25mg
──スキャン直前に 70 以上：プロプラノロール 2mg 静注
2. 副作用発現時の注意：β遮断薬はアナフィラキシー様反応治療の第一選択薬であるアドレナリン（エピネフリン）と拮抗し，その効果を減弱させるといわれている。β遮断薬服用者ではアナフィラキシー様反応が発現した場合の治療薬としては，グルカゴンが用いられる。
3. ショック発現時グルカゴンの使用例
──グルカゴン 1V（1mg）：1mg 筋注。5 分毎に反復。

E ペースメーカー使用患者への注意

ペースメーカー（PM）・植え込み型徐細動器（ICD）に対して，直接放射線を照射すると誤作動をひき起こす可能性が示唆されている。検査依頼の際に，依頼医がメーカーに型式の報告をし安全確認をした上で，検査依頼を出すのが基本である。また，メーカーによる立ち合いが必要な場合は，検査日時を指定して立ち会ってもらう等の配慮が必要である。ただし，ペースメーカー・植え込み型除細動器（ICD）に対して，放射線が直接照射されないよう撮影範囲が調整可能であれば問題はない。

検査時において，撮影方法上，誤作動をひき起こす可能性があり，その誤作動が患者の健康を損なう可能性がある場合は，検査の中止も考慮する。

F 造影剤使用・被ばく線量について

心臓 CT には，患者侵襲としてヨード系造影剤の使用と被ばく線量の 2 つがあり，決して「非侵襲的な検査」ではない。

患者の状態を把握するため，事前に，カルテ・血液検査結果・他の画像診断などから，できるだけ多くの情報を得る。

検査の安全性を十分に担保した上での心臓 CT 施行が望まれる。また，緊急時の対応についても同様に十分な事前準備が必要になる。

1. 造影剤

造影剤使用については，添付文書に記載されている禁忌・原則禁忌・慎重投与について，検査従事者が十分に把握する必要がある。また，併用に注意を要する薬剤についても，十分に把握する必要がある。

2. 被ばく線量

　　被ばく線量は非常に大きな問題の一つである。被ばく線量は装置に依存するところも多分にあるが，検査従事者は「被ばくリスクの把握」が必須である。また，実際に各検査において個々の患者に，どのくらいの被ばく線量（CT装置に示される数値でもよい）が照射されたのかを把握し，これらを記録しておくことも大切である。

　　若年女性への被ばく線量の問題は非常に懸念され，克服すべきものである。その点からも，個々の患者に対応した被ばくリスクを考慮して検査を施行することが，CT検査全般に求められている。心臓CTでは撮影方法やCT装置により，被ばく線量が5〜15倍程度異なる。

　　心臓CTは，造影剤使用・被ばく線量に代表される患者侵襲を避けることは決してできず，「非侵襲的な検査ではない」ことを忘れてはならない。

G 医療機器安全管理―CT

　　CT装置は種類も多く，各製造メーカーの使用システムの高度化・複雑化が進んでいる。平成19年3月30日に改正された医療法において医療機器の安全使用のため配置された医療機器安全管理責任者との調整をはかり，教育研修や保守点検および修理分析等の安全確保に向けた体制の構築が必要である。

　　本項目ではCT装置について述べるが，造影剤自動注入装置，心電計等のCT関連装置についても同様のことがらが必要である。

1. 始業・終業点検項目選定の主な基準

1. 法的遵守する要素のある内容
2. 添付文書等に重要と記載されている項目
3. 大〜小規模な病院で可能な項目
4. 10〜15分で点検可能な項目

　　各施設の実情にあった点検項目・順番・分類や追加が必要である。
　　点検に関する事項は，医療機器取扱説明書などの添付文書に記載されている。また，医療施設では点検できない事項は，「医療機器修理業」等の薬事法で定められた製造販売業者等に委託することができる。

8. 医療安全の面からみた心臓CT

始業点検		日付	1	2
		曜日		
環境・設備	検査室・操作室・更衣室・待合室	温度（17～28 ℃）が使用条件を満たしていること（機器指定値があれば従う）		
		湿度（40～70 ％）が使用条件を満たしていること（機器指定値があれば従う）		
		照明等に点灯切れがないこと		
		患者用インターホーンが正常に動作すること		
		機器の動作範囲内に障害物がなく、各機器の配置が正常であること		
		室内が清掃、整理・整頓され、不審物等がないこと		
	リネン、物品類	シーツ類、タオル、カバー類、検査衣、診療材料等の交換・補充がされていること		
	医療ガス設備等	酸素、吸引設備等が正常に機能すること		
医療機器	機器の外観・動作	寝台・付属品に危険な破損・変形や、針等の異物・障害物がないこと		
		ユニット類が清拭され、血液、造影剤が除去・消毒されていること		
		ガントリチルトが正常に動作すること		
		寝台の上下動・水平動が正常に動作すること		
		ポインターの点灯や左右ずれがないこと		
		ガントリ・寝台のインタロックが正常に動作すること*1		
		患者周辺部の保護機能（タッチセンサー等）が正常に動作すること		
	システム起動	システム電源ON後のコンソールが正常に動作すること*2		
		各種表示灯が正常に点灯し、エラーメッセージが表示されていないこと		
		検査室の「使用中灯」が点灯していること		
		異常音や異臭がないこと		
		ハードディスクの残り容量が充分であること		
		X線管ウォームアップ動作は正常であること		
		ファントムをスキャンし、CT値/SD値に異常がないこと*3		
		ファントムをスキャンした画像にムラがないこと		
		ファントムをスキャンした画像にアーチファクトがないこと		
	付属機器	造影剤注入器の動作及び異常音がないこと		
		HIS-RISシステムを立ち上げ、異常がないこと		
		イメージャ、現像機の動作が正常であること		
		その他、検査・治療に関わる関連装置が正常に動作すること		
		X線プロテクターの枚数が揃っており正常使用状態であること		
		各固定用補助具・備品を確認すること		
		点検者名		

図 8-1　医療機器等始業点検

■補足事項

*1：緊急停止ボタンが正常動作するかの確認は，各施設の実情にあわせ施行する．再立ち上げ時間を要する場合は週末点検での施行が推奨される．
*2：連続通電されている場合でも一日一度はシャットダウンして点検を実施する．
*3：ファントムは当該装置推奨のものを使用する．

http://www.jira-net.or.jp/anzenkanri/01__hoshutenken/01-03.html
（社）日本画像医療システム工業会【JIRA】：CT装置__始業終業点検表．2007/10/31

2. 始業・終業点検表

　　　　図8-1（上）および図8-2（次頁）を参照．

3. 保守点検の実施状況等の評価

　　　　装置の特性を踏まえて保守点検の実施状況，使用状況，修理状況等を評価し，医療安全の観点から，必要に応じて操作方法の標準化等安全面に十分配慮し，保守点検計画の見直しを行う．

8. 医療安全の面からみた心臓CT

終業点検			日付	1	2
			曜日		
環境・設備	検査室・操作室・更衣室・待合室	温度(17～28℃)が使用条件を満たしていること(機器指定値があれば従う)			
		湿度(40～70%)が使用条件を満たしていること(機器指定値があれば従う)			
		照明等に点灯切れがないこと			
		患者用インターホーンが正常に動作すること			
		機器類の配置の状態が正常であること			
		室内が整理整頓され、不審物などがないこと			
	リネン、物品類	シーツ類、タオル、カバー類、検査衣、診療材料等の交換・補充がされていること			
	医療ガス設備等	酸素、吸引設備等が後片付けされていること			
医療機器	機器の外観・清掃・動作	寝台・付属品に危険な破損・変形、針等の異物混入がないこと			
		ユニット類が清拭され、血液、造影剤が除去・消毒されていること			
		チルト角が零度になっていること			
		寝台がホームポジションにあること			
		警告ラベルの汚損、はがれがないこと			
	システム終了	ハードディスクの残り容量は充分あること			
		撮影済み画像の転送、未処理画像がないこと			
		装置・機器が正常に終了すること			
	付属機器	造影剤注入器が清掃され、正常に動作すること			
		HIS-RISシステムをシャットダウンして、異常がないこと			
		イメージャ、現像機が正常に終了すること			
		その他、検査・治療に関わる関連装置が正常に終了すること			
		X線プロテクターの破損確認と清掃、枚数を確認すること			
		撮影補助用具に欠品や破損がないこと			
			点検者名		

図8-2 医療機器等終業点検
http://www.jira-net.or.jp/anzenkanri/01__hoshutenken/01-03.html
（社）日本画像医療システム工業会【JIRA】：CT装置__始業終業点検表．2007/10/31

4. 添付文書等の管理について

　　　　医療機器の添付文書，取扱説明書等の医療機器の安全使用・保守点検等に関する情報を整理し，その管理を行う。

5. 医療機器に係る安全性情報等の収集について

　　　　医療機器の不具合情報や安全性情報等の安全使用のために必要な情報を製造販売業者等から収集するとともに，得られた情報を当該医療機器に携わる者に対して適切に提供する。

6. 病院等の管理者への報告について

　　　　自らが管理している医療機器の不具合や健康被害等に関する内外の情報収集に努めるとともに，当該病院等の管理者への報告等を行う。
　　　　また，情報の収集等に当たっては，薬事法における下記のような記載に留意する必要がある。

① 製造販売業者等が行う医療機器の安全な使用のために必要な情報の収集に対して病院等が協力するよう努める必要がある（第 77 条の 3 第 2 項及び第 3 項）．
② 病院もしくは診療所の開設者または医師，歯科医師，薬剤師その他の医薬関係者は，医療機器について，当該品目の副作用等の発生を知った場合において，保健衛生上の危害の発生または拡大を防止するため必要があると認める時は，厚生労働大臣に対して直接副作用等を報告することが義務付けられている（第 77 条の 4 の 2 第 2 項）．

　詳細は以下を参考にされたい．
1. 平成 19 年 3 月 30 日
   医政指発第 0330001 号
   医政研発第 0330018 号
   医療器機に係る安全管理のための体制確保に係る運用上の留意点について
2. 2005 年 3 月 9 日
   CT 装置引渡し試験ガイドライン（第 3 版）
   （社）日本画像医療システム工業会
3. 放射線関連装置の始業・終業点検表（Ver.1）について
   （社）日本画像医療システム工業会
4. 医療機器等　始業・終業点検　実施記録（4．X 線 CT 検査室）
   （社）日本画像医療システム工業会

心臓 CT 用語集

鎌田照哲 [1]，小松　誠 [2]，宮地和明 [1]
1）尼崎中央病院画像診断部門，2）尼崎中央病院心臓血管センター

和　文

アーチファクト：
　　障害陰影。☞モーションアーチファクト，ブルーミングアーチファクト，階段状アーチファクト（stairstep artifact）

インジェクタ：☞造影剤自動注入器

オートボイス：
　　CT 装置により自動で息止めや体の静止を促す声掛けを被検者にアナウンスするもの。一般にはいくつかの外国語での対応が可能である。

管電圧：
　　X 線管の電圧。X 線の透過能力に関係する。kVp と表記する。標準は 120kVp である。機種によりいく通りかの選択が可能である。

管電流：
　　X 線管の電流。X 線の照射量を表す。mA と表記することが多い。

関心領域：☞ROI

ガントリ：
　　一般的には走査ガントリのことである。走査ガントリは CT 装置を構成する一機構であり，高電圧発生装置・X 線管球・X 線検出器・データ収集システム（DAS）・スリップリングなどが収められている。いわば，X 線発生・データ収集の根幹となる機構である。

空間分解能：
　　どれだけ小さなものを識別できるかという指標

ピッチ：
　　X 線管球が 1 回転する時の寝台移動距離を表す（mm/rot.）。
　　☞ヘリカルピッチ，ディテクタピッチ，ビームピッチ

コントラスト分解能：
　　どれだけ CT 値差の小さなものを識別できるかという指標

用語集

コーンビーム（コーン角）：
体軸方向でのXビームの広がり

再構成関数（カーネル）：
信号データを画像データに変更する際に，どのような特徴を持つ画像にするかを決めるための関数。低分解能の関数から高分解能の関数までさまざまな関数が各CT装置に備えられている。主に分解能・ノイズに大きく影響を与える。そのため適切な関数を使用しなければならない。

	分解能	ノイズ
低分解能関数	低下	減少
高分解能関数	上昇	増加

時間分解能：
1枚の画像を作成するために要するX線照射時間を基にする指標。X線管球回転速度が速いと時間分解能は向上する。2X線管球撮影の場合も時間分解能は向上する。1心拍からの画像作成より，2心拍・3心拍からの画像作成の方が時間分解能は向上する。

心電同期スキャン：
被検者の心電図データと画像データを同期させ両データを同時収集する方法。

心電同期再構成：
心電同期スキャンで得られた画像データを主に心電図波形のR-R間隔をもとに画像化する方法。R-R間隔を0～99に分け，％表示させ，○○％の画像などと表現する。収縮期として40％前後，拡張中期として75％前後の画像を選択することが多い。

ストレッチビュー（ルーメンビュー）：
血管を伸展させた像。CPR作成の際に同時に作成される。距離の計測などのめやすになる。

石灰化スコア（Agatston score）：
非造影で撮影し，冠動脈にどの程度の石灰化が存在するかを数値化する方法。130HU以上のものを石灰化とし，CT値により重みづけする。

造影剤自動注入器（インジェクタ）：
設定どおりに造影剤・生理食塩水を注入する装置。造影CT検査の画質の安定化に必要なものであり，現在ではさまざまな投与速度などの設定が可能となっている。また生理食塩水の後押しが可能なデュアルインジェクタは心臓CTで頻用される。

造影剤腎症：
造影剤投与3日以内に腎機能の低下［血清クレアチニンの25％または，44μmol/L（0.5mg/dL）以上］が生じている状態をいう。

階段状アーチファクト（stairstep artifact）：
連続する心拍間での動きによるアーチファクト。心臓自身の動きによるものと，胸郭や横隔膜の動きによるものがある。

逐次近似法：
反復計算を用いてノイズ成分の除去を行う画像再構成法。フィルタとして逐次近似する手法と生データからのノイズ成分除去を可能にするものとがある。

ディテクタピッチ：
1検出器幅に対する寝台移動距離

テストインジェクション法：
本スキャン前に少量の造影剤を使用し，本スキャン時の最適な撮影タイミングを捉えようとする方法。

パーシャルボリューム効果（部分体積効果）：
1スライス（ボクセル）内で，スライス厚が対象物に比し厚い場合，CT値の異なるさまざまな構成要素が混在し，CT値が平均化され，画像の劣化（ボケ）などを引き起こす現象。

ピクセル：
2Dで捉えた最少画像単位

非石灰化プラーク：
石灰化を伴わないプラーク。造影剤より低いCT値のプラークを指す。

ビームハードニング効果（BHE）：
X線（制動X線）が物質を透過するに従い，高エネルギー側より低エネルギー側のX線がより吸収されるため，相対的に高エネルギー側に傾き，線質が硬化すること。

ビームハードニング補正（BHC）：
ビームハードニング効果をソフトにより補正すること。

ビームピッチ：
X線ビーム幅に対する寝台移動距離

ファンビーム（ファン角）：
スライス面でのX線ビームの広がり

用語集

ブルーミングアーチファクト：
　ステントや石灰化など本来のサイズより大きく表示されること。空間分解能不足により生じる。CT 値の高いものに，より顕著に生じる。

平滑化フィルタ：
　フォトン量（X 腺照射量）による画像のノイズを低減する処理。

ヘリカルピッチ：
　設定スライス厚に対する寝台移動距離

ボクセル：
　3 D で捉えた最少画像単位

ボーラストラッキング法（リアルプレップ・スマートプレップ）：
　本スキャン用の造影剤注入時に，ある一断面の CT 値の変化を経時的に観察をし，最適な撮影タイミングを捉えようとする方法。

モーションアーチファクト：
　時間分解能を超える動きにより静止して描出されないこと。

有効視野（FOV：field of view）：
　実際に表現する画像の範囲。FOV を小さくして再構成すると，単純な拡大像より視覚的に観察しやすくなる。

量子フィルタ：
　フォトン量（X 腺照射量）による画像のエッジを残しながら，ノイズを低減させる処理。平滑化した画像とエッジ強調画像から，エッジを残しつつノイズを低減した画像を作成する。

ルーメンビュー：☞ストレッチビュー

英文

Agatston score：☞石灰化スコア

ALARA（as low as reasonably achievable）：
　ICRP の 1990 年勧告で示された放射線防護の最適化としての原則。「すべての被ばくは社会的・経済的要因を考慮し，合理的に達成可能な限り低く保たなければならない」という意味。

BHC：　☞ビームハードニング補正

BHE：　☞ビームハードニング効果

用語集

CT 自動露出機構（CT-AEC）：
1 スキャン中に X 線出力を可変し，画像 SD を一定に保つことができ，また過剰な被ばくを防ぐことができるものである。

CT 値：
空気を −1000，蒸留水を 0 と規定した時の相対的な値である。実効管電圧などの撮影条件，機器，ワークステーションにより値は変動するため，これらが異なると比較はできない。

FOV（field of view）：☞ 有効視野

MB（myocardial bridge）：
冠動脈が心筋内を走行する状態。

padding：
non Helical により撮影する際に，照射中心から前後に照射する時間のこと。ある程度幅を持った心位相を撮影するために必要となる。この設定により大きく被ばく線量の低減が可能である。

PT（peak time）：
CT 値が最高の値となった時間。

PV（peak value）：
最も高い値を示した CT 値。

ROI（関心領域）：
ある領域の CT 値の平均値や標準偏差などを測定する際に，指定する領域。

stairstep artifact：☞ 階段状アーチファクト

TDC（time density curve）：
ある関心領域での，時間経過による CT 値の動向をプロットしたグラフ。テストインジェクション法・ボーラストラッキング法ともに TDC を使用する。TDC の頂点は PT かつ PV ということになる。

索 引

あ
息止め ... 113
胃十二指腸動脈 ... 53
胃大網動脈 ... 76
医療機器等終業点検 ... 132
医療被ばく ... 105

か
拡張型心筋症 ... 93
確定的影響 ... 103
確率的影響 ... 104
化膿性冠動脈炎 ... 88
カーブ断面再構成法 ... 8
カルシウムスコア ... 16
川崎病 ... 88
緩速流入期 ... 21
冠動脈起始異常 ... 84
冠動脈左室瘻 ... 89
冠動脈肺動脈瘻 ... 88
冠動脈瘤 ... 84, 88
期外収縮 ... 45
気道狭窄 ... 124
吸収線量 ... 102
急性冠症候群 ... 70
急性心筋炎 ... 98
急性心筋梗塞 ... 71
グルカゴン ... 14, 124
血管外漏出 ... 128
血管内視鏡 ... 71
行為の正当化 ... 105
公衆被ばく ... 105

さ
最大値投影法 ... 9
左室緻密化障害 ... 98
心アミロイドーシス ... 94
しきい値 ... 103
実効線量 ... 102
自動露出機構 ... 107
シュウ酸症 ... 94
照射線量 ... 102
小児（例）... 17, 52
職業被ばく ... 105
除細動装置 ... 13
心サルコイドーシス ... 94, 96
心室性期外収縮 ... 117
心臓ペースメーカー ... 13, 129
心 Fabry 病 ... 94, 95
心房細動 ... 45
心房性期外収縮 ... 117
推算糸球体濾過量 ... 13
推定実効線量 ... 106
ステント ... 63, 67
スラブ ... 9
セグメント分類 ... 3
石灰化 ... 63
石灰化プラーク ... 11
絶対後戻り法 ... 20
絶対値戻し法 ... 21
絶対遅延法 ... 20, 21
先天性冠動脈奇形 ... 84
造影剤ショック ... 14
造影剤腎症 ... 13
相対遅延法 ... 20

索引

総量固定法 ... 36
組織加重係数 ... 103

た

体重換算法 ... 36
大動脈炎症候群 ... 84, 90
大伏在静脈グラフト ... 80
多断面再構成法 ... 8
テストインジェクション ... 36
テストボーラス法 ... 30
等価線量 ... 103
トレンデレンブルク体位 ... 124

な

内胸動脈 ... 76, 80
二次元水平画像 ... 8
ネオフィリン ... 125

は

バイパスグラフト ... 75
パスポート ... 81
バルサルバ効果 ... 29
バルサルバ洞 ... 1
バンディングアーチファクト ... 27, 65, 66
ビグアナイド系糖尿病薬 ... 13, 128
非石灰化プラーク ... 11
肥大型心筋症 ... 93
副作用 ... 123
プラーク ... 10
ヘモクロマトーシス ... 94
防護の最適化 ... 105
房室間溝 ... 1
放射線加重係数 ... 103
ポジティブリモデリング ... 71
ボーラストラッキング法 ... 30
ボリュームレンダリング法 ... 9

ま

マスクエリア ... 44
迷走神経反射 ... 124

A

adaptive statistical iterative reconstruction（ASIR）... 58
air bearing gantry ... 32
angiographic view ... 9, 22
axial（アキシャル）画像 ... 8
beat to beat algorism モード ... 33

B

β遮断薬 ... 14, 111, 128
　―禁忌・慎重投与 ... 14
Bland-White-Garland 症候群 ... 87
blooming artifact ... 35
bolus tracking 法 ... 19

C

CABG ... 77
cavity ... 71
cMPR ... 8
Computed Tomography Dose Index（CTDI）... 105
CT-AEC ... 107
CTDI ... 105
$CTDI_{100}$ ... 105
$CTDI_{vol}$ ... 105
$CTDI_w$ ... 105

D

Danon 病 ... 94
Dose Length Product（DLP）... 45, 105
dose modulation ... 33

E

ECG modulation ... 108

F

Flash Helical（法）... 17, 18
Friedreich 失調症 ... 94

G
GEA ... 53
GFR ... 13

I
inflamed thin-cap fibroatheroma（TCFA） ... 71
IVUS ... 71

M
MIP ... 9
MPR ... 8
myocardial bridge ... 84

P
Padding ... 42
Plaque-loaded angiographic view ... 24
PlaqueMap ... 12, 72
prospective ECG gating ... 39, 108
prospective gating ... 16, 34

R
ramus intermedius ... 2
retrospective gating ... 16, 33

S
step and shoot cardiac モード ... 33
Step and Shoot（法） ... 17, 18, 54

T
TDC ... 30
time density curve ... 30
triple-rule out ... 20, 53

V
Valsalva 洞 ... 76
vulnerable plaque ... 71

W
Wegener 肉芽腫 ... 94

- 本書の複製権・翻訳権・上映権・譲渡権・公衆送信権（送信可能化権を含む）は，株式会社ヌンクが保有します．
- JCOPY 〈（社）出版者著作権管理機構　委託出版物〉
- 本書の無断複写は著作権法上での例外を除き禁じられています．複写される場合は，そのつど事前に，（社）出版者著作権管理機構（電話 03-3513-6969，FAX 03-3513-6979，e-mail: info@jcopy.or.jp）の許諾を得てください．

そくせんりょく
即戦力
しんぞうしーてぃーじっせんがいど
心臓CT 実践ガイド　　　　　　　　　　　ISBN978-4-7878-1867-6　C3047

2011 年 4 月 25 日　第 1 版 第 1 刷発行

定　価	カバーに表示してあります
監修者	こだま かずひさ／くりばやし ゆきお／こむろ いっせい 児玉 和久／栗林 幸夫／小室 一成
発行所	株式会社ヌンク 東京都大田区南六郷 2-31-1-216（1440045） TEL 03-5744-7187（代） FAX 03-5744-7179 info@nunc-pub.com http://www.nunc-pub.com
発売所	株式会社 診断と治療社 東京都千代田区永田町 2-14-2 山王グランドビル 4F（1000014） TEL 03-3580-2770（営業部） FAX 03-3580-2776 郵便振替　00170-9-30203 eigyobu@shindan.co.jp（営業部） http://www.shindan.co.jp/
印刷・製本	株式会社 加藤文明社印刷所

©2011 児玉和久　　　　　　　　　　　　　　　　　　　　　　　　検印省略
Printed in Japan　　　　　　　　　　　　　　　　　　落丁・乱丁本はお取替え致します